회복을 방해하는
12가지 어리석음

회복을 방해하는 12가지 어리석음

12 Stupid Things That Mess Up Recovery

중독의 재발을 막기 위한 정확한 자기인식과 올바른 대처법

Avoiding Relapse through Self-Awareness and Right Action

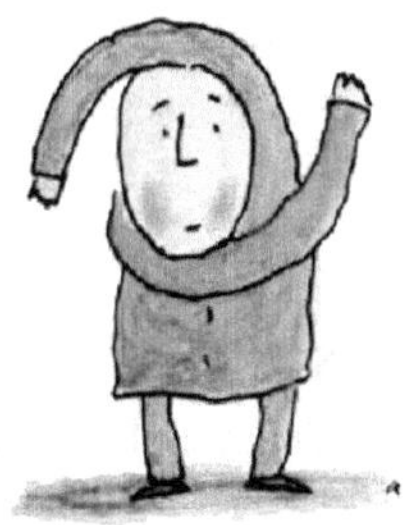

Allen Berger, Ph.D. 지음

한사랑병원 중독연구소 **전 형 곤** 옮김

圖書出版 하나醫學社

12 STUPID THINGS THAT MESS UP RECOVERY:

Avoiding Relapse Through Self-Awareness and Right Action

This Korean edition was published by HANA MEDICAL PUBLISHING CO. in 2018
by arrangement with the original publisher, HAZELDEN PUBLISHING, Co.
Simon & Schuster, Inc.

지난 36년간 회복의 여정을 나와 함께했던 모든 이들에게 이 책을 바친다.

그들에게 신의 축복이 함께 하기를!

또한 좋은 아버지, 성숙한 인간이 되게끔 끝없이 영감을 제공해주는 두 자녀,

다니엘라와 니콜라스에게 이 책을 바친다.

너희를 너무나 사랑한다.

차 례

역자 서문

알코올중독 전문 한사랑병원에서 근무한 지난 8년 동안 중독이라는 무거운 무게를 짊어지고 살아가는 사람들과 부대끼며, 한 개인과 그 가족에게 중독이 끼치는 폐해와 고통이 얼마나 큰지 체감할 수 있었습니다. 중독에 대한 최신 지식과 다양한 정신치료, 항갈망제를 무용지물로 만들며, 수많은 노력들을 비웃기라도 하는 듯이 재발을 반복하는 환자들을 바라보는 치료자로서의 괴로움 또한 적지 않았습니다.

그러던 중 2015년 한사랑병원의 중독연구소를 맡게 되어 외국의 양서를 찾아 환자들에게 소개하기로 마음먹게 되었습니다. 이 책을 처음 선정한 이유는 일단 얇고 비교적 쉬운 문장으로 쓰였기 때문이었지만, 책이 던지는 메시지는 결코 책의 무게만큼 가볍지 않았습니다.

30년 이상 중독 분야의 치료자로서 활동하며 중독자이기도 했던 본인의 경험을 생생히 소개하는 저자의 글은 임상 현장의 살아있는 지혜와 더불어 감동을 주었습니다. 저는 한 명의 독자로서 이 책을 읽으며 중독환자를 대하는 치료자로서의 역할과 자세를 새로이 정립할 수 있었고, 이 책의 내용이 저의 무의식 속에 녹아들어, 모르는 사이에 환자들과 면담하는 동안 책의 내용을 적용하고 예시로 사용하는 자신을 발견하기도 했습니다.

중독을 바라보는 생물, 심리, 사회적 관점이 다양하게 존재하지만, 그 가운데 의미 있는 하나는 중독을 일종의 '삶에 대한 태도(attitude)'로 바라보는 관점입니다. 중독 환자들은 현실의 고통을 술이나 마약과 같은 물질을 이용하여 회피하려는 삶의 태도를 갖고 있고, 이것이야말로 중독 문제의 핵심이라는 것입니다. 이러한 태도를 변화시키는 것이 회복의 과정이고 이를 구체적으로 훈련하는 과정이 AA의 12단계입니다.

「회복을 방해하는 12가지 어리석음」은 12단계에 기초한 책입니다. 12단계란 것이 일반인들은 물론이거니와 심리분야의 치료자라 할지라도 중독 환자와 만나지 않는다면 쉽게 접근하기 힘든 내용이고, 저 역시 전공의 시절 12단계의 내용을 시험을 위한 목적으로 외웠던 것 말고는 경험해보지 못했습니다. 한사랑 병원에서 중독 환자를 만나기 시작하며, 여러 선배 선생님들의 친절한 해설본과 「12단계 12전통」, 「익명의 알코올중독자들」 등을 읽어보기 시작했고, AA에서 장기간 회복을 유지하는 분들을 보면서 12단계의 위력을 점차 실감하게 되었습니다.

이 책은 이런 기본 서적들을 보완하여, 어떤 자세로 12단계를 실천하며, 어떻게 삶 속에 적용하는지 구체적으로 설명하고 있습니다. 또한 저자의 개인적 경험과 환자의 사례들이 생생히 소개되어 있습니다. 그러므로 중독 환자 당사자, 그 가족, 그리고 중독에 관련한 치료자 모두에게 던지는 메시지가 크리라 생각됩니다. 특히 중독이라는 병을 지속시키는 어리석음들 즉, 우리 안에 있는 거짓 자존심과 정서적 의존, 완벽주의, 자기혐오에 대해 소개하고 있고, 그 해법에 대해서도 밝히고 있습니다. 이러한 내용들은 비단 중독 환자뿐만 아니라, 현대를 살아가는 우리 모두의 화두일 것입니다.

감히 잘 된 번역이라고 말 할 수 없으나, 저자의 강조점대로 완벽주의를 경계하며 부족한대로 책을 내 놓게 되었습니다. 2015년 당시 한사랑병원 중독연구소에 근무 중이던 이현아, 김소리, 허연서, 정현정, 임지윤, 배정선 선생님과 함께 처음 이 책을 초독하며 초벌 번역을 하였고, 이후 여러 중독 연구소 선생님들과 번역한 내용을 PPT로 만들어 교육 자료로 사용하며 번역을 다듬어 갔습니다. 그러기를 반복하여 어느덧 4년이라는 시간이 흘렀습니다. 번역의 시작부터 끊임없이 격려해 주시던 최유만 원장님과 마음으로 응원해 주신 김진원, 신진규 원장님, 그리고 여러 중독연구소 팀원들의 도움이 없었다면 이 책이 나오지 못했을 것입니다. 지난한 번역 과정을 묵묵히 기다려 주신 하나의학사 소정영 사장님께 감사를 전합니다.

이 책 속의 어느 한 문장이 중독으로 고통받는 누군가의 심장을 떨리게 만든다면, 그래서 그의 삶에 깃털만치라도 중독의 무게를 들어낼 수 있다면, 그 동안 번역을 위해 사용했던 시간들에 대한 무엇보다 큰 보상이 될 것입니다.

간절히 그럴 수 있기를 바랍니다.

2018년 9월

한사랑병원 진료실에서

고개 숙여가는 김해 벌판의 벼들을 바라보며

역자 전형곤

감사의 글

이 책이 만들어지기까지 도와준 분들에게 감사를 전하고 싶다. 가장 먼저 Hazelden 출판사에 책의 원고를 제출할 수 있도록 격려해준 닉 모투에게 감사드린다. 더 좋은 책이 되도록 도와준 편집자 카렌 체르나예브와 케이트 케이졸린의 뛰어난 통찰과 제안들을 기억하며 그들에게 감사드린다. 나의 협심자 톰이 보여주었던 무한한 지지와 지혜에 감사를 전한다. 허브 카이간과 로렌 딥스의 원고에 대한 성실한 검토와 도움에 감사드린다.

끝으로 나의 가족과 친구들의 끝없는 지지와 격려에 감사를 전하고 싶다.

소 개

중독이라는 질병의 진정한 회복을 원한다면 정서적으로 성장해야 합니다. 진정한 회복이란 자신에 대한 자각을 갖추고, 영적인 삶을 훈련하고 실천할 때 나타나는 겸손의 결실입니다. 겸손하려면 자신에게 정직해야 합니다. 필연적으로 이러한 정직에는 회복하는 동안 드러나는 우리의 어리석은 생각과 행동을 직시하는 것을 포함합니다. 제가 어리석다stupid는 단어를 사용한 이유는 이런 행동들이 도움이 되기는커녕 오히려 우리를 파멸의 길로 내몬다는 사실을 강조하기 위함입니다.

우리가 행하는 자기파괴적 행동의 숨겨진 원인을 파악하기에 앞서, 향후 이 책에서 논할 12가지 어리석은 생각과 행동들의 선정 기준을 소개하겠습니다. 중독의 회복을 방해하고 자기를 파괴하는 멍청한 행동들은 셀 수 없이 많습니다. 이를 책 한 권에 모두 열거하기는 힘들 것입니다. 자기파괴적 행동의 목록을 알맞은 정도로 줄이기 위해 저는 직접 선정한 다음 기준을 사용해서 범위를 좁혀 보았습니다. 즉, 초기 회복기 동안 가장 흔히 만나게 되는 핵심적인 문제를 기준으로 삼았습니다. 저는 처음 2년 동안의 회복 기간을 *초기 회복기early recovery*로 정의합니다. 이 시기에 마주하게 되는 중요한 과제는 중독과의 단단한 결합을 깨뜨리기, 회복을 위한 영적 기초 세우기, 우리 자신에게 있는 문제와 대인관계 문제를 해결할 수 있는 효과적 기술 습득하기, 중독에서 비롯된 과거 잔재를 청소하기 등입니다.

이 모든 문제들을 해결할 수 없더라도, 전반적 개념에 익숙해질 필요가 있습니다. 거두절미하고 제가 가장 우선순위로 선정한 회복을 방해하는 어리석은 생각과 행동들은 다음과 같습니다.

1. 특정 대상에 대한 중독이 문제의 전부라고 생각하기
2. 단주를 하면 모든 문제가 해결될 것이라 믿기
3. 중독을 향한 열정보다 회복을 향한 노력이 부족함
4. 일부만 선택해서 정직하기
5. 나는 특별하고 남과 다르다고 생각하기
6. 실수에 대해 보상하지 않기
7. 회복 프로그램을 이용하여 완벽한 사람이 되려고 하기
8. 자기에 대한 관심과 이기심을 혼동하기
9. 무의미한 자기성장 게임에 빠지기
10. 대인관계 문제에 도움을 구하지 않기

11. 인생이 쉬울 것이라 믿기

12. 회복 프로그램을 이용하여 모든 문제를 해결하려고 하기

이 12가지 생각과 행동들은 회복을 망치는 믿을 만한 방법들입니다. 앞으로 하나씩 구체적으로 이야기하겠습니다. 바라건대 열린 마음으로 이 책을 읽기 바랍니다. 지금까지 제 경험에 비추어보면, 회복을 위해 최선을 다하는 사람은 자기에게 정직하고, 새로운 생각과 경험에 개방된 태도와 함께 기꺼이 새로운 방향으로 도전하는 사람들입니다.

12가지 어리석음에 대해 자세히 논하기 전에 한 가지 강조하고 싶은 것이 있습니다. 앞으로 각 어리석음에 대해 읽으면서 *'무엇이 나를 이렇게 행동하게 했는가? 혹은 무엇이 나를 이런 방식으로 생각하게 만들었는가?'* 스스로에게 질문해 보기 바랍니다. 남은 소개 글에서는 자기파괴적 행동의 원인을 파악하는데 도움이 되는 질문들을 몇 가지 제시하겠습니다. 우리에게 있는 믿음과 행동의 이면에 존재하는 원인을 더 많이 파악할수록, 더 이상 그 믿음과 행동은 우리 삶을 지배하지 못합니다. 그러므로 *우리가 자신에게 무엇을 하고 있는지 아는 것, 즉 어떻게 자신을 학대하고 있는지 인식하는 것, 바로 여기서 변화가 시작됩니다.*

자기파괴적 행동의 원인 찾아보기

현대의 심리학자들과 철학자들은 왜 인간이 자신을 파괴하는 행동을 하는지 이해하기 위해 많은 노력을 기울여 왔습니다. 그들의 논의는 인간 심리의

깊은 곳에 존재하는 죽음 본능death instinct[1]에서부터 성격 유형에 관한 연구, 소아기 트라우마, 낮은 자존감, 자기를 향한 숨겨진 증오심까지 다양한 분야에 걸쳐 이루어졌고, 이런 요인들을 자기파괴적 행동의 가능한 원인으로 보았습니다.

저는 우리에게 나타나는 자기파괴 행동이 다음 네 가지 이유에서 비롯된다고 생각합니다. 각 항목에 번호를 붙여 보았는데, 이는 중요도에 따라 순서대로 살펴보기 위함입니다. 1번부터 시작해서 가장 자신에게 부합하는 답이 찾아질 때까지 순차적으로 자신에게 적용해 볼 것을 제안합니다.

1. 중독 즉, 우리가 앓고 있는 질병
2. 무지
3. 불합리한 기대와 정서적 의존
4. 자기소멸과 자기혐오

순서대로 살펴보라는 점을 기억하세요. 우리에게 있는 어리석음의 원인과 동기를 알게 된다면, 우리는 변화의 과정을 시작할 수 있습니다. *앎은 변화를 불러옵니다.*

중독이라는 질병이 자기파괴 행동의 원인인가?

자기파괴 행동의 원인을 찾아볼 때 최우선적으로 고려해야 할 점은 바로

1) 역주: 정신분석의 창시자인 프로이트가 1920년 제시한 개념. 종족 유지나 개체 유지 같은 삶의 본능과 반대되는 것으로 죽어서 본래의 상태로 돌아가려고 하는 자기파괴의 본능

질병이 그림자 뒤에 숨어서 우리를 조종하고 있는지 살펴보는 것입니다. 중독을 바라보는 저의 관점을 여러분이 알게 된다면 왜 제가 중독이라는 질병 자체를 자기 파괴 행동의 첫째 원인으로 꼽는지 이해하게 될 것입니다.

미국 국립 약물 남용 연구소NIDA(National Institute on Drug Abuse)로부터 지원받은 연구의 결과, 일단 중독이 되면 뇌에 변화가 생긴다는 사실이 밝혀졌습니다. 이 연구는 두 그룹의 참가자들에게 실험을 진행했는데, 한 쪽은 과거 코카인을 사용했던 경험이 있으나 현재 회복된 그룹이었고, 다른 쪽은 한 번도 코카인 중독에 빠진 적이 없는 평범한 사람들의 그룹이었습니다. 두 그룹에게 각각 특별한 영상을 보여준 뒤, 포도당 흡수를 포착하여 뇌 국소 부위 활성을 컴퓨터 이미지로 나타내는 양전자 단층 촬영PET scan을 시행했습니다.

첫 번째 실험에서 연구진은 두 그룹에게 벌새 영상을 보여주었고, 두 번째 실험에서는 마약을 복용할 때 사용하는 장비의 영상을 보여주었습니다. 두 실험에서 모든 참가자들은 각각 영상을 보며 양전자 단층 촬영을 했습니다. 실험 결과 마약 중독에서 회복된 그룹은 마약과 관련된 장비의 영상을 볼 때 편도amygdala 라 불리는 뇌 영역이 활성화 되었지만, 마약과 관련이 없는 벌새 영상을 볼 때에는 편도가 활성화되지 않았습니다. 편도는 뇌 보상 중추reward center[2]의 일부분입니다. 반면 한 번도 코카인을 복용한 적이 없었던

2) 역주: 보상회로라 불리기도 하는데, 인간은 음식, 성행위, 돈 등의 즐거움을 주는 활동을 할 때 뇌 속의 보상회로에서 도파민이 증가하여 긍정적 느낌을 느끼게 됨. 그래서 이 영역을 쾌락중추라 칭하기도 함. 모든 중독성 물질은 보상회로를 활성화시켜 쾌감을 일으키고, 중독성 물질을 추구하는 행동과 갈망을 일으킴

그룹에서는 마약 관련 장비 영상과 벌새 영상 모두에서 편도가 활성화되지 않았습니다. 그 밖의 수많은 연구들에서도 중독이 된 사람의 뇌는 정상인의 뇌와 다르다는 사실이 분명히 입증되었습니다. 일단 중독에 의해 뇌가 변하면, 그 변화는 영구적입니다.

이 실험을 통해 그동안 중독 영역에서 오래 동안 회자된 '중독은 먹이를 노리면서 엎드려 있는 호랑이와 같다'라는 격언을 다시 한 번 확인할 수 있습니다. 불행한 점은 바로 *우리*가 먹이라는 사실입니다! 호랑이는 매우 인내심이 강해서 먹이가 방심할 때까지 최적의 공격 순간을 기다립니다. 중독은 부정denial, 최소화minimization, 합리화rationalization와 그 밖의 다양한 심리적 방어기제를 사용하는 위장술의 대가이기 때문에, 중독으로 인한 문제들과 그 밖의 다른 이유로 발생하는 골치 아픈 문제들을 구별하기가 상당히 어렵습니다. 메스암페타민[3]이나 코카인 같은 마약중독은 매우 강력해서 단 한 번의 공격으로 죽음과 불구까지 초래할 수 있습니다. 중독의 은폐 기술은 대단해서 눈치 채지 못하게 우리 곁으로 다가와 공격을 준비합니다. 중독은 교활하고 우리를 좌절시킵니다. 많은 경우 중독의 희생자들은 중독이 가까이 다가왔다는 사실조차 모릅니다.

설상가상으로 우리의 적(즉, 중독)은 우리에 대한 모든 것을 알고 있습니다. 중독은 바로 우리 일부입니다. 그러므로 우리가 보유한 지성, 재능, 통찰력과 지식을 모두 갖추고 있습니다. 이것은 마치 자신의 복제인간과 생사의 전투를 벌이는 것과 같습니다. 중독은 우리가 계획하는 모든 행동을 미리 예

3) 역주: 중추신경 흥분성 마약인 필로폰, 일본식 발음으로 히로뽕으로 더 알려져 있음

측합니다. 중독은 우리가 사용하는 전략을 모두 꿰고 있고, 우리의 강점과 약점을 다 알고 있습니다.

이러한 사실을 통해 왜 그토록 회복이 어렵고 잡힐 듯 말 듯 손아귀를 빠져나가는지, 왜 그토록 많은 사람들이 회복을 위해 사투를 벌이는지 알 수 있습니다. 저는 처음 치료를 시작하는 사람들의 80%가 1년 내에 재발한다는 통계 결과를 읽은 적이 있습니다.

놀라운 사실은 회복은 항복에서 시작된다는 점입니다. 상식적인 수준에서 중독을 이길 수 없습니다. 해법은 역설적입니다. 즉 전투가 아닌 항복을 통해 오히려 승리를 쟁취할 수 있습니다.

중독 앞에 완전히 무력함을 받아들이는 것을 의미하는 무조건적인 완전한 항복을 통해, 비로소 우리는 회복을 위한 튼튼한 기초를 쌓기 시작합니다. 항복하면 우리 삶에 대한 중독의 통제력이 상실됩니다. 하지만 중독은 사라지지 않으며 멀리 떠나지도 않습니다. 결코 완전히 사라지지 않습니다. 단지 그림자 뒤로 숨을 뿐입니다. 끈질기게 먹이를 기다리는 호랑이처럼 적당한 순간을 언제까지나 기다립니다. 치료를 위한 영적 프로그램을 게을리 하거나, 배우자와 크게 다투어서 기분이 엉망이거나, 또는 직장에서 특별한 공로를 인정받아서 스스로 축하할 만하다는 기분이 들면 우리를 공격합니다. 중독은 다시 한 번 우리 인생을 지배하기 위해 한 순간도 놓치지 않습니다. 회복이 견고해질수록 중독은 더욱 교묘하고 은밀하게 숨어버립니다. 그러니 조심하세요!

우리의 자기파괴 행동을 이해하기 위해 지금까지 소개한 지식들을 활용해 봅시다. 우선 중독이라는 질병은 항상 우리 삶에서 확고한 지위를 차지하기 위해 기회를 엿보고 있습니다. 중독은 우리를 과거로 되돌려서 우리의 삶을 다시 지배하려고 합니다. 술이나 마약을 재사용하도록 우리를 설득할 기회를 언제나 호시탐탐 노리고 있다는 사실을 명심해야 합니다.

보통 치료를 처음 시작하는 알코올중독자는 자신의 음주 문제가 주변의 다른 중독자만큼 심하지 않다는 사실을 강조합니다. "나는 조절력을 잃지 않았고 직장도 유지하고 있어요. 아내는 나를 떠나지 않았고요. 단지 음주운전을 한 번 했을 뿐이에요. 나는 알코올성 기억상실blackout도 없었어요. 나는 절대 아침에는 술을 먹지 않았어요. 나는 단 한 번도 술을 숨겨 놓고 마시지 않았어요."라고 말합니다. 그들은 이런 목록을 끝없이 나열합니다. 그리고 얼마 지나지 않아 술을 다시 마셔도 된다고 자신을 설득하고, 단지 지금보다 절제해서 마시면 된다고 생각합니다. 이들은 아직 완전히 항복하지 않은 사람들입니다.

중독이라는 질병은 이번에는 다를 것이라고 우리를 설득해서 다시 마시게 만듭니다. 중독의 확고부동한 주장은 "나는 진짜 중독자가 아니야!"입니다. 우리 안의 중독된 일부분은 확실한 반대 증거들에도 불구하고 이런 주장을 지속합니다. 왜 그럴까요? 그것은 바로 무력함을 인정하게 만드는 증거들만 선별해서 무시해 버리기 때문입니다. 이러한 여과 장치를 *선택적 무시 selective inattention*라고 합니다. 우리가 알코올중독에 걸려있고 스스로 술을 조절할 능력이 없다는 사실을 뒷받침하는 정보들만 부정하는 것입니다.

중독이라는 맹수가 어떻게 회복을 공격하는지 예의주시하는 일은 매우 중요합니다. 그러므로 두 눈을 부릅뜨고 주의 깊게 귀를 기울이세요. 지속적 경계를 통해 다름 아닌 우리의 생명을 지키게 될 것입니다.

무지가 자기파괴 행동의 원인인가?

만일 중독이라는 질병의 공격에 대한 어떠한 단서도 찾지 못했다면 자기파괴 행동이 무지(無知)ignorance의 결과가 아닌지 살펴보아야 합니다. 왜 과거의 잘못을 되풀이하는지 이해하기 위해 우리는 무지에 대해 깊이 살펴보아야 합니다. *우리는 오로지 배워서 아는 것만 행동으로 옮길 수 있습니다.* 과거에 배우지 못한 것은 알지 못합니다. 알지 못하는 것은 실천할 수 없습니다.

힘들고 고통스러운 현실에 직면해 봅시다. 바로 우리들 대다수가 진실되고, 효율적이며, 건강하고, 만족할 만한 삶을 살아가는 방법을 모른다는 사실입니다. 이것은 명명백백하지만 우리는 진실을 마주하지 않습니다. 우리는 자기의 약점을 바라보기 싫어합니다. 그 이유는 약점을 인식한다는 것은 무엇인가 약점을 보완해야 함을 의미하기 때문입니다. 우리는 새로운 정보를 구하고 공부해야 할 것입니다. 또한 도움을 청해야 할 것입니다. 우리는 남녀불문하고 균형 잡히고 만족스러운 삶을 살아가는 방법을 제대로 알지 못합니다. 인생에 대한 과도하고 불합리한 기대가 만들어낸 거짓 자존심false pride으로 인해, 우리는 인생을 살아가는 방법을 제대로 모르면서 도움이 필요하다는 사실에는 외면합니다. 우리 가운데 어떤 이들은 더 이상 바라거나 부족한 것이 없는 사람이 되려고 애씁니다. 거짓 자존심이 우리 마음속에 자리 잡게 되면 모른다는 사실은 수치스러운 일이 됩니다. 무지함은 자신의 이미지와 어울리지 않는다고 생각하고 이를 부인합니다. 우리는 '자신을 지키는 것보다 체면을 지키는 것'에 더 관심을 가집니다.

한 번은 심각한 부부갈등으로 이혼 위험에 처한 한 쌍의 부부가 방문했습니다. 남편 마크는 아내 셀리아가 살림을 돌보며 아이를 키우겠다던 결혼 전 약속을 지키지 않았기에 아내가 문제라고 생각했습니다. 결혼 전 약속대로라면 셀리아는 직장을 그만두고 가정에 충실해야 했습니다. 마크는 큰 성공을 거둔 사업가였기에 높은 수준의 생활을 유지하기 위해서 셀리아가 돈을 벌 필요는 없었습니다. 아이를 임신하자 그녀는 약속대로 직장을 그만두었습니다. 하지만 그녀는 더 이상 행복을 느끼지 못했습니다. 그녀는 딸 아이를 돌보는 일이 좋았지만 마음 한 구석이 허전했습니다. 그녀는 일과 가정을 모두 원했고, 결국 고심 끝에 상담가 일을 다시 시작하기로 결심했습니다. 아내가 약속을 지키지 않자 마크는 배신감과 함께 아내에게 버림받았다고 느꼈고, 분노가 차올랐습니다. 결혼 생활의 스트레스는 증가했고 마크는 셀리아를 꾸짖고 비난하며 비생산적인 대화가 오래 동안 지속되었습니다. 그녀는 위축되었고 자신을 보호하려고 마음의 벽을 쌓았습니다. 마크가 가장 두려워하던 공포(아내에게서 감정적으로 버림받는 것)가 현실화되었습니다. 그러나 자신이 문제를 악화시키고 있음을 깨닫지 못했습니다. 마크는 자신에게 고통을 준 아내를 비난하며 문제의 초점을 아내에게 두었기에 자신의 문제를 몰랐습니다. 아내를 비난함으로써 그 자신이 아내를 소외시키고 있었던 것입니다. 이것이 그의 맹점이었습니다. 그는 인간관계에서 문제가 있을 때, 양자가 갈등의 원인을 제공한다는 사실을 몰랐습니다. 어린 시절 마크는 인간 관계에서 문제가 있다면 반드시 어느 한 쪽에 책임이 있다고 배웠습니다. 이런 믿음이 성장환경에서 주입된 잘못된 미신에 불과하다는 사실을 마크가 깨닫게 된 뒤로 부부 관계는 성공적으로 변하기 시작했습니다. 그가 관점을 바꾸었기 때문에 결혼생활이 기적적으로 변하게 된 것입니다. 그들은 다시 사랑을 되찾았고 함께 중요한 삶의 지혜를 체득했습니다.

자기파괴의 다른 원인들에 대해 살펴보기 전에 우리에게 있는 무지를 자세히 살펴보기 바랍니다. 분명히 우리 가운데 누군가는 무지와 이것을 숨기기 위한 위선적 자존심이 자기 파괴 행동의 두 가지 숨겨진 원인이라는 것을 깨닫게 될 것입니다.

남에게 정서적으로 의존하고 불합리한 기대를 가지고 있지 않는가?

세 번째 고려 사항은 정서적 의존과 이로 인한 불합리한 기대입니다. AA(Alcoholic Anonymous)[4]의 공동 설립자인 빌 윌슨은 우울증으로 고통 받는 친구를 위해, 자신이 경험했던 우울증의 경험과 중독의 회복 과정에서 깨달았던 점을 편지를 통해 친구와 나누었습니다. 1958년 그 편지는 *포도나무지 Grapervine*에서 "The Next Frontier: Emotional Sobriety(다음 개척지: 정서적 단주[5])"라는 제목으로 발간되었습니다. 빌은 일단 술에 대한 정신적 강박과

4) 역주: 익명의 알코올중독자라는 뜻으로, 단주 친목 모임을 의미함. 1935년 미국에서 알코올중독자인 빌과 밥에 의해 시작되었고, 현재 전 세계적으로 확산되어 중독증의 회복에 중요한 역할을 하고 있음. 회복을 위한 영적 변화를 목표로 하며, 그 치료 원칙은 「익명의 알코올중독자들」, 「12단계 12전통」 등의 책에 소개되어 있음

5) 역주: emotional sobriety는 감정적인 맑은 정신, 감정조절력으로 번역되기도 함. 빌 윌슨은 회복을 위해서는 단순히 술을 멈추는 것에서 더 나아가 감정의 조절을 통한 개인의 성장을 강조했고, 정서적 의존 상태에서 벗어나야 한다고 주장했음. 이에 역자는 정서적 의존의 반대 상태라는 의미로 '정서적 단주'로 번역함

신체적 갈망을 넘어서게 되면, 그 다음 단계로 우리가 풀어야 할 문제는 정서적 균형을 유지하며 살아가는 것이라고 주장했습니다. 빌은 자신에게 내재하던 정서적인 불안정의 원인이 "안정감을 주고 내 위신을 세워주는 사람이나 환경에 대한 절대적인 의존성"이라는 것을 깨달았습니다. 저 역시 여기에 동의하는데 사람, 공간, 물질에 대한 절대적 의존성을 제거하지 않고는 진정한 마음의 평화를 찾을 수 없다고 빌은 믿었습니다. 이 생각은 새로운 것이 아닙니다. 그동안 심리 분야에서도 계속 논의되어 왔으며, 빌이 말한 "절대적 의존성"을 심리치료자들은 정서적 의존emotional dependency이라고 부릅니다.

대부분의 알코올 중독자들은 다른 사람들과 관계 속에서 쉽게 감정적인 상처를 받기 때문에 스스로 굉장히 감수성 깊은 사람이라고 생각합니다. 사실 이것은 유별난 감수성 때문이 아닙니다. 자신의 가치를 인정받기 위해 다른 사람에게 의존하기 시작하면, 우리는 타인의 행동과 생각에 맞추어 열심히 반응하게 됩니다. 이런 정서적 의존 상태에서 타인은 우리 인생에서 굉장히 중요한 위치에 자리 잡게 되며, 그 결과 대인관계에서 다른 사람의 반응에 매번 신경 쓰게 됩니다. 다른 누군가가 나에게 중요한 존재가 될수록 그 사람과의 관계에서 정서적 의존은 깊어집니다. 만약 정서적 의존으로 고통 받고 있다면 남에게 나의 존재 가치를 규정하도록 내버려 두는 것입니다.

제가 치료했던 한 부인의 사례를 들어보겠습니다. 그녀는 정성들여 준비한 저녁 요리를 남편이 맛있게 먹지 않아서 마음이 상했습니다. 그녀는 식사를 준비하는 동안 새로운 요리를 만들기 위해 노력하는 자신이 뿌듯했습니다. 그러나 남편이 새로운 요리를 좋아하지 않자 상처 받은 것입니다. 그녀는 남편의 반응이 있기 전까지 기분이 좋았습니다. 하지만 실패할지 모를 위험을 감수하고 새로운 메뉴에 도전했는데, 정작 남편은 새 음식을 좋아하지 않았습니다. 그러자 더 이상 그녀 스스로 자신의 노력에 대해 자부심을 느낄 수 없었습니다. 남편에게 자신의 노력에 대한 가치를 규정하도록 그녀가 허용한 샘입니다. 정서적으로 의존하면 우리는 타인에게서 나의 인간적 가치를 인정받으려 애쓰게 됩니다. 그러면 데이비드 쉬나크David Schnarch 박사가 언급했던 "반영된 자기 이미지reflected self-image"를 만들기 시작합니다. 이 때 자기 이미지는 우리를 대하는 다른 사람의 행동과 태도로 결정됩니다.

정서적 의존은 대인관계에서 다른 사람이 나를 특별한 인물로 대우해 주길 기대하는 모습으로 나타나기도 합니다. 이것은 불안정감이나 불안을 회피하기 위한 목적입니다. 위 사례에서 보듯이 남편과의 관계에서 드러나는 부인의 요구는 "남편은 내가 하는 모든 일을 좋아해야만 해!"입니다. 너무 무리한 요구 아닌가요? 타인에게 정서적으로 의존하면 무리한 요구가 뒤따르게 되고, 그러면 타인에 대한 비현실적인 기대심이 생깁니다.

우리가 인식하든지 혹은 못하든지 간에, 우리는 모두 어느 정도 타인에게 정서적으로 의존하지만, 몽둥이로 세차게 머리를 얻어맞기 전까지 깨닫지 못합니다. 비합리적인 기대심을 가지고 인간관계를 맺으며 살아간다는 것은 둥근 구멍에 사각형 못을 박으려고 노력하는 것과 같습니다. 그 결과 우리는 쓰디 쓴 완전한 좌절을 맛보게 됩니다. 그럼 좌절한 뒤에는 멈추게 될까요? 결코 아닙니다. 우리는 더 많이 노력합니다. 더 큰 망치를 집어 들고 단단한 사각형 못을 더 강한 힘으로 때려서 결국 못은 산산이 부서집니다. 그러고는 실패한 원인을 따져보고는 못을 탓합니다. "만일 그 사람이______했더라면, 우리 관계는 훨씬 좋았을 거야."라고 말하는 것과 같습니다.

타인에 대한 불합리한 기대를 가지고서 사람들이 나의 바람대로 따라주기 바라는 것은, 자기를 곤경에 빠트리고 주변 사람들을 실패로 내모는 일입니다. 타인에 대한 부당한 기대는 흔히 합리화되고 비합리적인 실체는 가려집니다. 일단 우리가 자신을 속이면서 행동을 정당화하기 시작하면, 파괴적이고 폭압적인 행동의 허가증을 받은 것과 다름없습니다. 폭군과 같은 행동은 사랑을 파괴하고 가까운 사람들을 소외시킵니다. 타인에게 불가능한 것을 요구하는 이면에 정서적 의존이 숨겨져 있음을 깨닫기란 쉽지 않습니다. 사람들은 우리를 특별하게 대우해야만 하고, 만일 그렇지 않다면 무언가 우리에게 문제가 있다고 생각합니다. 앞서 언급한 반영된 자기 이미지를 기억하나요? 만일 "그들"이 우리의 부당한 요구에 순응하지 않는다면, 우리를 공격하고 사랑하지 않는다는 의미로 받아들이고, 자신을 사랑받을 가치가 없는 부적절한 인간이라고 생각하게 됩니다.

그러므로 우리가 바라는 기대들에 대해 비판적인 자세로 의문을 가져야 합니다. 자신에게 정직할 수 있다면, 불합리한 기대들의 목록을 수많이 발견하게 될 것입니다. 사람들이 우리 기대에 부응하지 않으면 우리는 그들을 조종하거나, 상황을 조작해서 우리 요구대로 행동하게 만듭니다. 그래도 요구에 부응하지 않으면 그들에게 더욱 요구하고 분노를 표현합니다. 만일 이것도 여의치 않으면 우울증에 빠지거나 공황 발작을 일으키기도 합니다. 나는 한 모임에서 굉장한 격언을 들었습니다. "타인에 대한 기대는 미리 계획된 분노다.” 그러므로 만일 회복이 뜻대로 진행되지 않는다면, 정서적 의존이 회복을 방해하고 있을 가능성이 굉장히 큽니다.

자기소멸과 자기혐오감이 자기파괴 행동의 원인인가?

자기파괴 행동의 원인 가운데 끝으로 탐색해야 할 주제는 자기소멸과 자신에 대한 혐오라는 두 가지 상이한 문제입니다. 이 둘은 다른 모습으로 드러나지만, 진정한 자기true self를 거부하고 소외시킨다는 점에서 핵심 작동원리가 비슷합니다.

*자기소멸Self-erasing*이라는 개념은 디오도어 아이작 루빈Theodore Issac Rubin이라는 정신과 의사가 만들었습니다. 자기소멸이란 삶으로부터 벗어나 감정적 안정을 추구하는 것입니다. 이런 삶의 방식은 풍파를 일으키지 않고 다른 사람들로부터 주목받지 않습니다. 갈등을 회피하고 버림받지 않는 것이 목적이므로, 자연스레 소극적인 삶의 자세로 인생을 살아갑니다. 욕구를 부인하고 억압하여 투명인간처럼 되기 위해 노력합니다. 자기 의견을 주장하기를 두려워하고 일정한 입장에 서지 않기 위해 많은 노력을 기울입니다. 자신에게 필요한 것과 원하는 욕구를 주장하지 않습니다. 마치 “제발 나를 주목하지 마. 나는 드러나기 싫어”라고 외치는 것과 같습니다. 자기소멸은 자신을 완전히 거부하는 태도입니다. 다시 말하면 두려움으로 인해 철저히 자기를 배제하는 행동입니다.

자기소멸에 내재하는 문제 역시 정서적 의존입니다. 타인의 인정을 통해 자존감을 유지하는 사람은 다른 사람들의 반응에 너무 많은 무게를 둡니다.

그러면 사람들의 반응이 굉장히 중요해집니다. 남이 우리를 즐겁거나 슬프게 만드는 힘을 가집니다. 이것은 신뢰와 친밀감을 회피하게 만듭니다. 자기소멸은 우리 삶을 파괴합니다. 자기를 거부하거나 소외시키는 삶은 필연적으로 실패합니다.

자기소멸의 태도로 살아가고 있다면, 자신을 하찮게 여기고 있는 것입니다. 우리는 생각보다 훨씬 큰 능력을 가지고 있으며 약하지 않습니다. 우리는 갈등을 직면하고 해결하는 방법을 배울 수 있습니다.

다음으로 고려해야 할 자기파괴 행동의 원인은 *자기혐오self-hate*입니다. 자기혐오는 자기파괴 행동의 원인들 가운데 가장 발견하기 어렵습니다. 자기혐오는 생각했던 대로 인생을 살아가지 못할 때 나타나기 시작합니다. 우리는 모두 바라는 이상적인 자기 이미지가 있고, 이에 대해 의문을 가지지 않고 무비판적으로 받아들입니다. 일단 이상화된 이미지가 형성되면 여기에 부합해서 살고자 하는 자존심 시스템도 발달됩니다. 그 결과 우리가 "해야만 하는 것들shoulds"대로 살아가지 못할 때 자기를 경멸하기 시작합니다. 우리의 삶이 "해야만 하는 것들"을 해내지 못하기 때문에 자기를 증오하는 것입니다.

알지 못하는 사이에 자기혐오는 우리 마음속에 깊이 뿌리내리고 지속적인 영향력을 끼칩니다. 저는 재발의 가장 중요한 원인이 자기혐오라고 확신합니다. 자기혐오에 빠져 있는 사람은 중독에서 벗어나 상황이 더 나아질 수 있다고 생각하지 못하며, 자신은 도움 받을 자격이 없고, 기쁨과 행복, 성공, 자유, 사랑을 누릴 자격이 없는 사람이라고 생각합니다. 그 결과 다양한 직간접적인 자기혐오 행동을 실행합니다. 자기혐오가 우리 삶에 모습을 드러내는 대표적 방식 가운데 하나가 바로 중독의 회복을 방해하는 것입니다. 이 주제에 대해 더 자세히 알고 싶다면, 디오도어 루빈의 「절망이 아닌 선택(Compassion and Self-hate: An Alternative to Despair)」을 읽어 보기 바랍니다.

저는 회복의 여정을 걷고 있는 우리들 모두가 어느 정도 지금까지 살펴본 각 문제들과 분투하고 있다고 생각합니다. 이제 우리는 자기파괴 행동을 이해하고 평가하는 네 가지 상이한 관점을 알게 되었습니다. 네 가지 자기파괴적 행동의 원인에 대해 유념하면서 이 책을 읽어나가기 바랍니다. 문제의 원인을 알면 문제를 해결하는 단서와 대처법을 찾을 수 있습니다. 그리하여 결국에는 회복이라는 꿈을 실현하게 될 것입니다. 이 책의 마지막 장에서 자기파괴적 행동의 해결책을 몇 가지 제안하겠습니다.

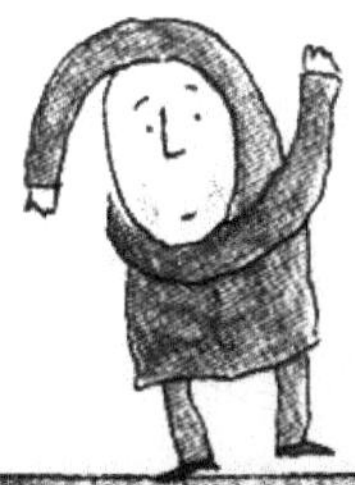

첫 번째 어리석음

특정 대상에 대한 중독이 문제의 전부라고 생각하기

회복을 위한 최선의 선택은 정신을 변화시키는 모든 약물들을 완전히 중단하는 것입니다.

중독 문제의 심각성을 축소하려는 시도는 회복 초기에 있는 사람들에게 매우 흔한 일입니다. 제가 알콜남용 입원 프로그램의 임상 지도감독자로 근무할 당시 환자들은 빈번히 그들이 사용하는 다른 약물들은 문제가 안 된다고 강조했습니다. 그들은 오로지 술이 문제라고 주장했습니다. 반복해서 이러한 주장을 듣다 보니 다음과 같은 의문이 생겼습니다. 술 문제로 도움을 원하는 환자들이 가령 대마초를 피우는 것은 문제가 아니라며 부정하거나 축소하는 이유는 무엇일까?

답은 간단합니다. 스스로 행동을 조절할 수 있다고 생각하며 자신을 속이기 위함입니다. 그들은 비록 술은 끊어야 하나 아직 다른 약물에 의지해서 기분을 좋게 만드는 것은 괜찮다고 생각합니다. 그들은 진실을 인정하기 싫어합니다. 진실이란 바로 그들이 정신을 변화시키는 모든 약물 앞에 무력하다는 사실입니다. 이런 자기기만은 흔하며 다양한 모습으로 나타납니다. 알코올중독 환자들은 독한 위스키는 안 되지만 맥주 한잔 정도는 가끔 마셔도 괜찮다고 생각하며 자신을 속입니다. 간헐적으로 대마초를 피우면서 "단주한다"고 말하는 멤버들로 인해 AA에서는 고민이 깊어지고 있습니다.

마음이 우리를 기만하는 능력은 놀랍습니다. 마음은 다양한 방법으로 우리에 대한 진실과 우리가 한 행동을 인식하지 못하게 만듭니다. 이런 정신적 방어기제를 전문적인 용어로 *구획화compartmentalization*라고 말합니다. 우리가 어떤 문제를 구획화하면 관련된 일들에서 그 문제만을 분리시키거나 혹은 별개의 독립된 문제로 만들어 버립니다. 이런 관점에서 우리는 알코올중독 문제나 약물중독 문제를 구획화합니다. 우리는 상황이 나빠질 때 사용할 비상수단을 남겨둡니다. 즉, 술이나 마약은 여전히 힘들 때 사용 가능한 선택지 가운데 하나입니다. 이러한 생각을 마음속에 비밀로 간직하고 있다면 회복을 망가뜨리고 있는 것입니다. 우리가 해야 할 일은 비밀을 다른 사람과 함께 나누는 것입니다. 진실을 말하세요. 그러면 구획화된 문제들의 연관성이 드러날 것입니다.

저의 회복 과정을 예로 들겠습니다. 저는 1971년 베트남에서 미국으로 복귀했고, 여타의 많은 베트남전 참전 군인들이 그랬던 것처럼 심각한 마약중독 상태였습니다. 그 때 저는 술은 괜찮고 오로지 마약이 문제라는 착각에 빠져 있었습니다. 사실 술이 중독성 물질이라는 생각조차 못했습니다. 회복 3주차에 접어들 무렵, 협심자인 톰을 만나 AA 모임에 참석하려는 목적으로 오아후섬 서쪽에서 호놀룰루로 히치하이킹을 했습니다. 한 현지인이 자신의 도요다 코롤라 승용차에 저를 태워 주었습니다. 승용차의 앞좌석에는 6개들이 맥주 박스가 있었는데 그는 제게 한 병을 권했고, 저는 별 생각 없이 감사를 표하고 맥주를 마셨습니다. 제게서 풍기는 맥주 냄새 때문인지 현관문을 열고 인사하는 톰의 표정은 어두워 보였습니다. 톰은 저에게 술을 마셨는지 물었습니다. 저는 맥주 한 병을 마셨다고 대답했고 순진한 얼굴로 마약이 문제이지 술은 문제가 되지 않으니 걱정할 필요 없다는 말을 덧붙였습니다. 그는 한심한 허풍쟁이를 바라보는 듯한 눈빛으로 저를 보았습니다. 그는 할 말이 아주 많다며 자리에 앉길 권했습니다. 3시간 정도 그와 대화를 하고서야 비로소 술도 중독성 물질이며, 제가 자신을 속여 왔다는 사실을 알게 되었습니다. 톰의 초대로 술과 마약을 남용했던 과거를 그에게 이야기하면서 저는 깨달았습니다. 제가 살아온 과정을 듣고서 그는 한 가지 사실을 분명하게 강조했습니다. 그것은 마약을 복용하기 전부터 이미 저에게는 심각한 음주 문제가 존재했다는 것입니다. 저는 수차례 알코올성 기억상실blackout을 경험했고, 중요한 일들을 술로 인해 하지 못했으며, 술을 마시기 위해 살았고, 살기 위해 마셨습니다. 그는 술과 관련된 제 문제들을 이해하도록 도와주었고 일단 문제들의 연관성이 드러나자, 저는 더 이상 음주 문제를 구획화할 수 없었습니다.

진실로 회복을 위한 최선의 선택은 모든 중독성 물질을 완전히 중단하는 것입니다.

그 이유는 다음 5가지로 요약됩니다.

1. 어떤 중독성 약물이라도 복용하면, 우리가 선호하는 중독 약물을 복용할 가능성이 높아집니다.
2. 교차중독이 가능합니다.
3. 중독성 약물을 사용하는 동안 경험을 통해 배우지 못합니다.
4. 완벽한 회복은 중독성 약물을 완전히 중단할 때 가능합니다.
5. 중독성 약물은 감정을 마비시켜서 회복을 방해합니다.

지금부터 자세히 살펴보겠습니다.

어떤 중독성 약물이라도 복용하면, 우리가 선호하는 중독 약물을 복용할 가능성이 높아집니다.

대부분의 물질 중독 치료자들은 어떤 중독성 약물이라도 복용하면 자신이 선호하는 약물에 대한 저항력이 감소한다고 경고합니다. 그 예로 다년간의 연구 결과, 코카인 중독으로 치료받은 환자들이 대부분 술을 마신 상황에서 재발한다는 사실이 반복해서 밝혀졌습니다. 회복 중이던 많은 알코올 중독자들이 비코딘Vicodin, 발륨Valium, 자낙스Xanax 또는 클로노핀Klonopin[1] 등의 약물을 복용하면서 재발합니다. 회복 과정에 있던 알코올 중독자가 대마초를

1) 역주: 비코딘Vicodin은 마약성 진통제, 발륨Valium, 자낙스Xanax, 클로노핀Klonopin은 신경안정제로 사용되는 향정신성 약물로 무분별한 복용시 의존, 남용의 위험이 있음

피우면 보통 음주 문제가 재발합니다. 헤로인 중독자는 술을 마시고 마약을 구하는 것을 선호합니다.

또 하나 기억해야 할 중요한 점은 마약은 역시 마약이라는 사실입니다. 그러므로 기분을 상승시키기 위한 목적으로 정신을 변화시키는 어떠한 약물이라도 복용한다면 이미 재발한 것입니다.

교차중독이 가능합니다.

한 물질에 중독된 사람은 선호하던 물질을 대신하여 다른 물질에 중독될 취약성이 높습니다. 이를 *교차중독cross-addiction*이라고 합니다. 저는 최근 필로폰 중독 환자를 치료했는데, 그는 수년 전에 헤로인 중독을 극복했다고 자랑스럽게 말했습니다. 그러나 필로폰 중독 문제로 인생의 여러 영역에서 여전히 문제가 많다는 사실은 무시했습니다. 제가 그에게 교차중독 문제가 있다고 직면하자, 그는 "진심으로 마음만 먹는다면 언제든지 필로폰을 멈출 수 있어요!"라고 대답했습니다.

몇 달 동안 그는 필로폰을 끊으려고 노력했지만 현실은 쉽지 않았습니다. 그는 필로폰을 매일 하지 않았지만 일단 시작하면 조절할 수 없었고 얼마나 사용할지 예측할 수 없었습니다. 여러 차례 다시는 필로폰을 복용하지 않겠다고 다짐했지만 마음먹은 대로 되지 않았습니다. 실제로 6개월 동안 12번이나 자신과의 약속을 어겼습니다. 그를 아는 모든 사람들은 *그가 스스로 필로폰을 조절하지 못한다*는 사실을 알고 있었습니다. 그는 마약중독자라는 자신의 현실을 인정하지 못했고, 이것은 그가 마약(필로폰, 헤로인을 포함한 모든 마약)에 대한 조절 능력이 없다는 사실을 의미합니다. 헤로인 중독은 뇌를 변화시켰고, 그 결과 중독성 약물에 대한 조절 능력은 이미 오래 전 상실했던 것입니다.

이 젊은 남성의 모습은 중독의 진행 과정에서 매우 흔하게 관찰됩니다. 존슨 연구소Jhonson Institute 설립자인 신학 박사 버넌 존슨Vernon Johnson은 이러한 사고 과정을 *진실된 망상sincere delusion*이라고 불렀습니다. 우리는 약속을 진실로 지키리라 믿습니다. 약속을 다짐할 때는 너무나 진실해서 거짓말 테스트도 통과할 것입니다. 그러나 약속과 현실의 괴리가 크다는 것이 진실입니다. 가장 수용하기 힘든 점은 우리 스스로 술이나 약물을 조절할 능력이 없다는 현실입니다. 우리가 이 현실을 무조건적으로 받아들일 때, 비로소 튼튼한 회복의 기초를 마련하게 됩니다.

중독성 약물을 사용하는 동안 경험을 통해 배우지 못합니다.

앞서 살펴본 환자는 과거 경험을 통해 배우지 못했습니다. 이것은 중독자에게서 발견되는 가장 흔한 성격 특성 가운데 하나입니다. 행동과학자들이 *중독성 인격addictive personality*을 명확하게 발견하지는 못했으나, 이것 하나는 확실합니다. *즉 알코올 중독을 포함한 중독증 환자들은 과거 경험을 통해 배우지 못합니다.* 이것은 *부정, 약물에 의한 뇌기능 장애, 상태의존 학습*이라는 세 가지 이유 때문입니다. 부정은 심리 현상이고, 다른 두 가지는 신경심리적 현상입니다. 우선 부정의 심리에 대해 살펴보겠습니다.

학습을 방해하는 심리 과정

중독자는 모든 일이 잘 될 것이라는 착각을 유지하는 데 많은 에너지를 소모하기 때문에 경험에서 배우지 못합니다. 그러기에 수많은 반대 증거들에도 불구하고 스스로 행동을 조절할 수 있다고 진심으로 믿습니다. 이것은 말 그대로 망상입니다. 망상이란 사실과 다른 믿음을 의미합니다. 스스로 술을 조절할 수 있다고 믿지만, 실제로는 조절할 수 없다면 이것은 망상입니다. 이런 잘못된 인식은 *부정denial*에 의해 형성됩니다.

부정은 방어 기제입니다. 부정은 진실이 고통스러울 때, 그 진실에서 우리를 보호해줍니다. 우리는 진실의 궁극적인 의미 때문에 진실을 있는 대로 보기 싫어합니다. 우리에게 있어 진실이란 더 이상 술과 마약을 사용하면 안 된다는 것입니다. 즉 우리는 지금껏 생각해왔던 존재가 아닙니다. 우리의 자존심은 이런 참담한 현실을 용납하지 못하기에 현실을 왜곡합니다. 우리는 다른 사람인 척합니다. 우리는 현실적 한계를 수용하지 못합니다. 이러한 부정을 꿰뚫고 부수어야 술과 마약에 무력하다는 진실을 진심으로 받아들일 수 있습니다.

경험을 통한 학습을 방해하는 신경심리적 과정

중독자가 경험에서 배우기 어려운 다른 이유는 중독의 신경심리적 특성 그리고 술과 마약이 학습에 끼치는 영향과 관련이 있습니다.

지난 40년 동안 진행된 수많은 연구가 과도한 음주는 장-단기적으로 뇌에 영향을 미친다는 사실을 증명했습니다. 만성 알코올 중독의 가장 심각한 결과는 심한 기억장애 증상을 보이는 코사코프 증후군Korsakoff's syndrome입니다. 그러나 이것은 극단적인 경우입니다. 알코올 중독자들은 대부분 경도 혹은 중등도의 가역적인 *약물에 의한 뇌기능 장애drug-induced brain dysfunction*로 고통 받는데, 이 경우 추상적 사고력과 문제해결력에 문제가 생깁니다. 추상적 사고력이 저하되면 제대로 학습할 수 없으며, 과거 경험을 통해서 적합한 결론을 추론할 수 없게 됩니다. 그리하여 부정확한 결론을 이끌어내고 이것을 옹호합니다. 우리 행동이 얼마나 알코올을 포함한 중독성 약물에 의해 영향을 받았는지 검토할 때, 우리는 고장이 나있는 신체 기관으로 정보를 처리하고 평가합니다. 이 기관은 바로 우리 두뇌입니다. 마치 중앙처리장치(CPU)에 문제가 생긴 컴퓨터에게 컴퓨터가 이상이 있는지 물어보는 것과 같습니다.

고려해야 할 또 다른 중요한 신경심리적 요인은 *상태의존 학습state-dependent learning*입니다. 이 개념은 정서적인 성장 과정에서 중독성 약물이 어떤 영향을 끼치는지 이해하는데 도움을 줍니다. 수년 전 과학자들은 다음 실험을 통해 상태의존 학습에 대해 연구했습니다. 그들은 쥐들을 두 그룹으로 나누어 복잡한 미로 속에서 훈련시켰습니다. 그 중 한 그룹에는 훈련을 시작하기 전 알코올을 주사했고, 다른 그룹에는 알코올을 주사하지 않았습니다. 두 그룹의 쥐들은 같은 시간 동안 미로에서 길 찾기 훈련을 받았습니다. 두 그룹에서 쥐들의 학습 곡선은 거의 비슷했습니다. 하지만 학습한 것을 얼마나 기억하는지 조사하기 위해 다음 날 미로에 다시 올려놓자 두 그룹 간에는 확연한 차이가 났습니다.

알코올을 섭취하지 않았던 쥐들은 미로 속에서 잘 달렸습니다. 이 쥐들은 미로 끝에 있는 치즈를 찾는데 별다른 어려움이 없었습니다. 그러나 알코올 주사를 맞았던 쥐들은 마치 처음 미로에 올라온 것처럼 행동했습니다. 술에 취한 상태에서 학습했던 것들은 온전한 상태가 된 쥐들에게 전달되지 못했습니다.

상태의존 학습은 수많은 알코올 중독자들이 정서 발달의 초기 단계에 머물러 있는 이유를 설명해 줍니다. 우리는 경험을 통해 학습하지 못했습니다. 인생의 경험을 통해 배우는 것은 정서적 성숙을 위해 반드시 필요합니다.

부정, 약물에 의한 뇌기능 장애, 상태의존 학습이라는 요인들은 왜 우리가 정확한 자기인식을 갖지 못하는지, 왜 중독 문제의 심각성을 파악하지 못하는지, 왜 과거 경험에서 배우지 못하고 감정적으로 성장하기가 그토록 어려운지 설명해 줍니다.

그럼 이제 다시 회복을 위해 모든 중독성 물질의 완전한 중단이라는 주제로 돌아가 네 번째 이유를 살펴보겠습니다.

완벽한 회복은 중독성 약물을 완전히 중단할 때 가능합니다.

모든 중독성 물질을 완전히 중단해야 하는 네 번째 이유는 음주를 지속하거나 다른 중독성 약물들을 사용하는 동안에는 온전히 현재에 머물 수 없고, 회복 과정에 충실히 참여하지 못하기 때문입니다. 중독에서 회복하려면 100% 정직과 열린 마음 그리고 기꺼이 하기가 요구됩니다. 자신에게 정직하고, 자신의 삶에 대해 열린 마음을 가지며, 인생사의 어려움에 대처하는 새로운 방법을 기꺼이 시도하고, 삶의 문제들에 대한 영적 해결책을 찾아보는 능력들은 술과 마약을 사용하면 사라집니다.

알코올 중독과 약물중독 분야의 전문가이자 정신과 의사인 가렛 오코너 Garrett O'Conner는 회복을 주제로 한 회의석상에서 "중독은 영적으로 치료해야하는 신체적 질환이다"라고 말했습니다. 많은 정신건강 영역의 전문가들은 알코올중독과 약물중독 치료에 영적인 치료가 가장 효과적인 해결책임을 발견했습니다. 계속 술을 마시거나 약에 찌들어 있는 동안에는 결코 영성을 발견할 수 없습니다.

많은 사람들은 고통을 통해 영성을 발견할 수 있다고 믿습니다. 상처와 고통은 영혼 깊숙이 바라볼 수 있는 용기를 불러일으키고, 우리가 두려워하고 싫어하는 것이 무엇인지 인식하게 해줍니다. 다시 태어나기 위해서는 먼저 죽어야 합니다. 올라오려면 먼저 내려가야 합니다.

마음은 우리가 보고 느끼는 지각, 다양한 경험, 기억, 의사결정, 판단, 여러 감정과 의식의 복합체입니다. 약물로 마음을 변화시키면, 자신에 대한 본질을 알지 못하게 되며 정서적 고통을 느낄 수 없게 됩니다. 이 두 가지 요소는 회복을 촉진시키고 충만한 인생을 살게 하는데 반드시 필요합니다.

그러므로 다음 말을 기억하세요. 회복 초기에 괴로움을 느낀다면 잘하고 있는 것입니다. 영적으로 성숙하기 위한 *회복 초기의 작업들은 고통을 수반합니다.* 영적인 길을 따라 올라가기 위해서, 우리는 먼저 영혼 깊숙한 어둠 속으로 내려가야 합니다.

중독성 약물은 감정을 마비시켜서 회복을 방해합니다.

모든 중독성 물질의 완전한 중단을 주장하는 마지막 다섯 번째 이유는 약물이 우리의 감정을 가라앉히고 마비시킨다는 사실과 관련 있습니다. 우리는 모두 다양한 이유들로 때때로 감정이 마비되기 바랍니다.

우리 사회는 고통에 대한 공포를 가지고 있습니다. 우리는 가능한 모든 방법을 동원해서 고통을 피하고자 합니다. 평일 저녁 TV 광고를 보면 불편함과 고통을 재빠르게 해소해 주는 제품들이 얼마나 많은지 알 수 있습니다. 고통스러운 감정은 바람직하지 않고 불필요하고 환영받을 만한 것이 아니라는 메시지를 우리는 줄곧 들어왔습니다. 그 결과 우리는 고통스런 감정은 그것이 무엇이든 피하기 위해 모든 노력을 기울입니다. 우리는 중독과 정신이상으로 가는 지름길인 감정의 마비를 대담하고 완고하게 추구해 왔던 것입니다.

회복은 중독과 정반대입니다. 우리에게 있는 문제를 회피하기 보다는 문제를 직면하는 것입니다. 고통스러운 감정으로부터 도망치기 않고 수용하는 일입니다. 고통의 목소리를 피하기보다는 고통에 귀 기울이는 것입니다. 자신을 망각하기 보다는 똑바로 바라보는 것입니다. 중독으로부터 회복된다는 것은 우리의 진정한 자기를 회복하는 과정이며, 이는 곧 자신에게 얼마나 정직한가에 달려 있습니다. 저는 매달 치료그룹에 참여하며 힘겹게 자신의 고통을 다루어 가는 한 환자를 보면서 깊은 감동을 받았고, 이를 시로 표현해 보았습니다.

뒤척이는 남자

한 남자가 침대에서 뒤척이고 있습니다.
이불이 너무 부드럽기 때문인가요?
아니면 너무 차갑기 때문인가요?
그의 아내가 말합니다. "모든 것은 당신 마음속에 있어요."
무언인가가 그의 영혼을 두드리고 있습니다.

그는 알게 될까요?
그 문을 여는 것은 바로 고통이라는 것을

듣고 싶지 않던 내면의 소리에 귀 기울이게 하는 것은 바로 고통입니다.
감히 보고 싶지 않던 현실을 바라보게 하는 것은 바로 고통입니다.
꺼리던 감정을 경험하게 하는 것은 바로 고통입니다.
꺼내기 두려웠던 단어를 말하게 도와주는 것은 바로 고통입니다.

삶으로 나아가는 문을 열어주는 것은 바로 고통입니다.
그러나 문을 열고 나아갈 수 있는 사람은 오직 그 자신뿐입니다.

중독을 회복하는 과정에서 고통은 적이 아닌 아군입니다. 주의 깊이 살펴보면 고통은 중요한 정보를 제공합니다. 고통은 우리에게 필요한 치료의 핵심을 알게 도와주고, 우리의 상처와 인격적 결함에 대한 통찰을 던집니다. 이 모든 것이 회복의 원천이 됩니다.

우리에게 오는 고통을 충분히 느끼고 견디는 것은 중요한 회복 기술입니다. 이를 치료적인 방식으로 경험하게 되면 우리의 내적 자원들이 함양되어 자신을 보살피고 상처를 어루만질 수 있게 됩니다. 모든 중독성 물질의 완전한 중단은 참된 회복을 시작하기 위한 필수 요소입니다. 만일 마음을 변화시키는 어떤 약물이라도 계속 사용하고 있다면, 이는 자기 스스로 회복을 방해하는 어리석은 일입니다.

(단, 정신과 의사, 중독전문가, 내과 의사에 의해 처방된 정신의학적 약물은 유일한 예외입니다.)

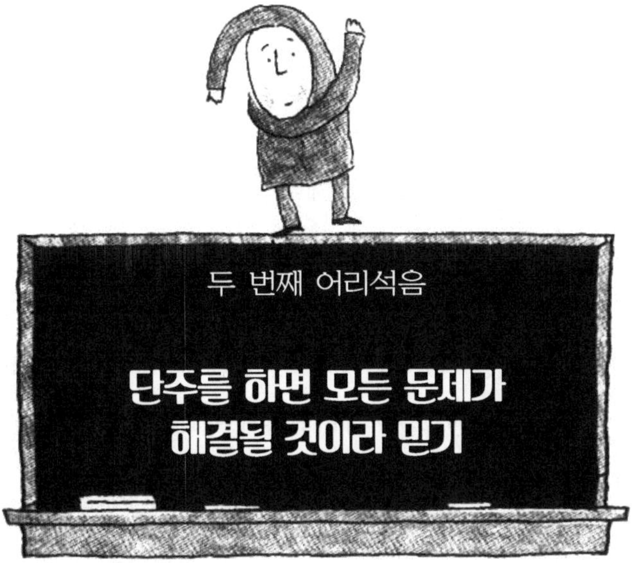
두 번째 어리석음
단주를 하면 모든 문제가
해결될 것이라 믿기

***회복은 중독과의 단단한 결속을 깨트리면서 시작됩니다.
하지만 이는 긴 여행의 첫 걸음에 불과합니다.
영적 자기, 다른 말로 진정한 자기를 되찾는 것이야말로 근본적인
회복이라 할 수 있습니다.***

오직 술이 문제라면 술을 멈추면 모든 문제가 사라질 것입니다. 그러나 처음 단주를 시작하는 사람들은 술병을 치우는 것 외에도 해결할 문제가 많습니다. 한 가지 사례를 들겠습니다. 여러 해를 저와 함께 치료했던 한 남성이 치료 기관에서 1개월 동안의 프로그램을 마치고 다시 저를 찾아 왔습니다. 그는 프로그램을 통해 술의 신체적 의존성을 극복하는데 많은 도움을 받았다고 말했습니다. 그는 신체적 의존성이 해결되고 나자 자신이 만성적으로 우울했다는 사실을 깨닫게 되었습니다. 그의 우울감은 여러 가지 이유에서 비

롯되었는데, 그 중 하나는 사람들이 자기에게 마땅히 해야 할 행동을 하지 않는다고 생각하기 때문입니다. 사람들이 자신의 요구에 따르지 않을 때 그는 화를 내거나 아니면 우울한 기분에 빠졌습니다. 그는 어떻게 실망감에 대처하는지 몰랐기 때문에, 사람들이 언제나 자신의 뜻에 따라주기를 소망했습니다. 그는 사랑하는 이들에게 불가능한 일을 요구했던 것입니다. 사랑하는 사람들을 향한 그의 기대가 관계를 악화시킨다는 사실을 알고 있었지만, 기대심을 내려놓는 방법을 몰랐습니다. 그는 인간관계를 통해 완벽한 안정감과 존중받는 기분 또는 로맨스를 기대하였는데, 상대가 자신의 기대를 충족시키지 못하면 패배감, 분노, 비참함 그리고 우울감에 빠졌습니다.

상황에 따른 차이는 다소 있겠으나 이와 같은 모습은 매우 흔합니다. 단주를 시작하면 좋은 소식과 나쁜 소식이 함께 찾아옵니다. 이것이 이번 장의 핵심입니다. 좋은 소식은 중독과의 단단한 결속을 깼다는 것, 즉 술과 마약의 중단은 회복의 첫발을 훌륭히 내딛었음을 의미합니다. 반면 나쁜 소식은 이것은 단지 시작일 뿐이라는 사실입니다. 단주는 끝이 아닙니다! 온전한 회복을 이루기 위해서는 술병을 치우는 것 이상으로 훨씬 많은 일을 해야 합니다.

해리 티봇Harry Tiebout은 저명한 정신과 의사로, AA의 중요성과 가치를 처음으로 알아본 전문가입니다. 그는 알코올중독을 "질병의 증상이 그 자체로 질병의 원인이 된다"고 기술했습니다. 티봇은 감정적 문제를 해결하기 위해 술을 마시기 시작하지만, 결국에는 술이 감정적 문제보다 더 크고 복잡한 문제를 일으킨다고 말했습니다. 우리는 온전하고 완전한 회복을 이루기 위해 알코올중독과 그 이면에 잠재하는 감정적 문제라는 동전의 양면을 모두 다루어야 합니다.

유사한 맥락에서 정신과 의사 칼 메닝거Karl Menninger는 감정적 문제를 해소하기 위해 술에 의지하는 것을, 옷에 붙은 불을 끄려고 부둣가의 깊은 바다에 뛰어드는 사람에 비유했습니다. 그는 바닷물로 불을 끄지만 결국 익사하고 맙니다.

이상에서 강조하고 싶은 점은 알코올중독자와 약물중독자는 감정적 문제를 가지고 있고, 감정적 문제가 술과 마약을 계속 사용하게 만든다는 것입니다. 그러나 주의할 점이 있습니다! 중독이라는 교활한 질병을 치료하기 위해서 감정적인 문제들만 해결하면 될 것이라 오해하지 마세요. 실례로 1930년대 초반부터 많은 정신건강 전문가들이 이런 접근방식으로 치료를 시도했지만 결과는 참담한 실패였습니다.

당시 치료자들이 깨달은 바는 먼저 음주 문제를 해결하지 않으면, 다른 어떤 문제도 해결할 수 없다는 사실입니다. 혹시 선의를 가진 어떤 치료자가 마음속 감정적 문제만 해결하면 술이나 약물중독 문제는 자동적으로 해결되어 안전하게 술과 약물을 사용할 수 있다며 왜곡된 주장을 하더라도, 여기에 속지 마십시오.

그러므로 완전한 회복을 위한 최선책은 양 방향에서 공략하는 것입니다. 즉 우리에게 있는 중독 자체의 문제와 내면의 감정적인 문제를 동시에 다루어야 합니다. 다음은 완벽하고 포괄적인 중독 치료를 위해 필요한 요소들을 정리한 것입니다.

1. 첫째, **중독 증상(알코올중독 혹은 다른 약물중독의 증상) 자체를 직접적으로 치료하는 것**입니다. 이 단계는 신체적, 심리적으로 중독에서 벗어나는 것을 의미합니다.
2. 둘째, **중독으로 인해 생긴 상처를 회복하는 것**입니다. 이는 우리 자신의 심리적, 신체적, 감정적 그리고 영적 건강을 회복하는 것이며, 여기에는 가족들이 받았을 정서적인 상처를 치유하는 것도 포함합니다.
3. 셋째, **잠재된 심리적 문제와 가족 내 문제를 치료하는 것**입니다. 이 단계에서는 건강한 대인관계를 유지하는 방법을 배우고, 정서적 성숙을 이루는 단계입니다. 어니 라센Earnie Larsen은 「*제2단계 회복(Stage II recovery)*」이라는 자신의 저서에 이러한 개념을 정의했습니다.

지금 이 책을 읽는 여러분이 '어떻게 이 모든 것을 다 할 수 있나요?'라고 질문하기 바랍니다. 질문에 대한 모범 답안은 많습니다. 30년의 임상 경험을 통해 제가 깨달은 바는 AA(Alcoholics Anonymous 익명의 알코올중독 모임)나 NA(Narcotics Anonymous 익명의 마약중독 모임)의 12단계 프로그램을 철저히 따르고, 동시에 중독의 질병 과정과 가족 역동에 대해 충분히 이해하는 경험이 풍부한 치료자나 전문가에게 도움을 받을 때, 최고의 결과를 얻을 수 있다는 사실입니다.

건강한 영적 상태

맑은 정신을 유지하며 단주한다는 것은 AA의 「빅북Big Book」 85쪽[1]에 언급되어 있는 대로 "건강한 영적 상태"를 발달시키는 것을 의미합니다. 회복의 측면에서 영성은 적절하고 충분히 이유 있는 개념입니다. 영적인 힘을 발견하고 이와 연결되면, 맑은 정신과 단주를 유지할 수 있는 힘과 능력을 얻을 수 있습니다. 이것은 겸손한 마음이 성장할 때 가능해집니다.

AA의 12단계는 '우리보다 더 위대한 힘'과 연결되도록 만들어졌습니다. 단주와 맑은 정신을 되찾기 위해 우리는 자기 방식에서 벗어나야 합니다. 그러기 위해서는 겸손을 배워야 합니다. 순서대로 12단계를 실천하면 자연스레 겸손이 깊어집니다. 12단계는 중독자의 최우선 관심사인 중독에서 벗어나는데 도움을 줄 뿐 아니라, 더 효과적이고 조화로운 삶을 살아가는 방법을 가르쳐 줍니다.

겸손은 영성을 얻기 위한 전제 조건입니다. 겸손은 "나"를 더 큰 그림에서 바라보는 인생의 관점을 가질 때 경험할 수 있습니다. 알코올중독자나 그 밖에 다른 중독자에게 이것은 상당히 새로운 관점입니다. 우리는 그동안 마치 자신이 우주의 중심에 있는 것처럼 행동해 왔고 오로지 관심은 자기 밖에 없었습니다. 우리는 스스로 술과 마약을 조절할 수 없다는 수많은 증거에도 불구하고, 계속해서 술과 마약을 조절하고자 집착했습니다. *우리가 생각하는 만큼 우리는 대단한 존재가 아니며, 우리에게는 조절할 수 있는 힘이 없습니*

1) 역주: AA의 치료원리를 소개한 책인 「익명의 알코올중독자들」을 속칭하여 「빅북」이라고 함. 한글판 「익명의 알코올중독자들」 3판의 85쪽, 2판은 110쪽

다. 회복을 시작하려면 이런 자존심 상하는 현실을 인정해야 합니다.

어떻게 해야 이런 생각을 키울 수 있을까요? AA 프로그램의 제 1단계인 "우리는 알코올에 무력했으며, 우리의 인생이 수습할 수 없게 되었다는 것을 시인했다."를 온전히 받아들일 때, 비로소 겸손이 시작됩니다. 우리가 술에 무력하고 우리 인생을 조절할 수 없다는 사실을 인정할 때, 무엇이든 할 수 있다는 기고만장한 마음이 사라집니다. 우리는 항복을 거부하는 자아에 의지할 수도 있습니다. 이 때 자아는 아무 것도 할 수 없다는 생각을 부정하며, 모든 방법을 동원하여 시인을 거부합니다. 그러므로 회복을 위해 가장 먼저 해야 하는 노력은 항복이며, 항복은 거만한 자아를 내려놓는 활동을 통해 시작됩니다. 12단계를 실천하는 것은 여기에 참여하는 탁월한 방법입니다.

겸손은 12단계를 실천할 때 얻을 수 있는 여러 효과 가운데 하나에 불과합니다. 「*12단계의 치료적 가치(The Therapeutic Value of the 12 steps)*」라는 저의 소논문에 소개한 대로 12단계에는 다양한 치료 효과들이 있습니다. 다음 표는 12단계의 각 단계별 내용과 그에 따른 치료적 가치를 요약한 것입니다.

12단계의 치료적 가치

단계	각 단계 내용[2)]	치료적 가치
1단계	우리는 알코올에 무력했으며, 우리의 인생이 수습할 수 없게 되었다는 것을 시인했다.	1단계는 거짓 자기에 대한 의존을 약화시킵니다.
2단계	우리보다 위대하신 힘이 우리를 건전한 본정신으로 돌아오게 해 주실 수 있다는 것을 믿게 되었다.	희망은 모든 치유의 형태에서 중요한 요소입니다. 2단계를 통해 우리는 회복에 대한 희망을 가지게 되고, 우리 자신의 힘만으로 문제를 해결할 수 없기에 더욱 겸손해집니다.
3단계	우리가 이해하게 된 대로의 신(神)의 보살피심에 우리의 의지와 생명을 맡기기로 결정했다.	3단계는 회복을 위해 헌신한다는 의미입니다. 우리는 새롭고 더 효율적인 삶의 방법을 찾기 위해 모든 노력을 다해야 합니다.
4단계	철저하고 두려움 없이 우리 자신의 도덕적 재고 조사를 했다.	4단계의 핵심은 자기인식과 자기정직의 능력을 키우고, 자신의 행동을 통찰해 보는 것입니다.
5단계	우리의 결점의 정확한 본질을 신(神)과, 자신과 그리고 다른 어떤 사람에게 시인했다.	5단계에서 우리는 자기개방의 가치와 진실함 그리고 건강한 대인관계에 대해 배우게 됩니다. 또한 5단계는 거짓 자기와 거짓 자존심을 계속 제거해서, 겸손과 진실함을 키울 수 있게 도와줍니다.
6단계	신(神)께서 우리의 이러한 모든 성격적 결점들을 제거해 주시도록 준비를 완전히 했다.	6단계에서는 자신과 타인에게 주었던 상처를 되돌아봅니다. 또한 우리의 행동 패턴에 대해 이해하기 시작하고, 성격적 약점이 우리 마음에 주는 영향을 인식합니다.

2) 역주: 12단계의 각 단계는 「12단계와 12전통」 한글 3판의 번역을 인용함

7단계	우리의 결점들을 제거해 주시기를 신께 겸손히 간청했다.	7단계에서는 결점을 가진다는 것의 의미와 도움을 요청하는 일의 중요성에 대해 배웁니다. 이것은 더 깊은 겸손을 위해 중요합니다.
8단계	우리가 해를 끼친 모든 사람의 명단을 만들고, 그리고 그들 모두에게 기꺼이 보상을 할 용의를 갖게 되었다.	8단계는 적절한 상대에게 최대한 구체적으로 마음을 표현하는, 건강한 의사소통의 기초에 대해 알려줍니다.
9단계	어느 누구에게도 해가 되지 않는 한, 할 수 있는 데까지 어디서나 그들에게 직접 보상했다.	9단계에서는 자신의 행동을 책임지는 것에 대해 배웁니다. 또한 타인을 존중하는 방법을 배웁니다. 그리고 우리는 더도 덜도 아니라 남들과 똑같이 소중한 존재라는 사실을 깨우치게 됩니다.
10단계	계속해서 자기의 재고 조사를 하고 잘못이 있을 때마다 즉시 시인했다.	10단계는 지속적으로 겸손을 유지하며, 자신에게 정직하고, 거짓 자존심에 빠지지 않도록 집중하는 단계입니다.
11단계	우리를 위한 신(神)의 뜻을 아는 것과 그것을 행할 수 있는 힘만을 기도로 간청하면서, 기도와 명상을 통해 우리가 이해하게 된 대로의 신(神)과 의식적인 접촉을 증진하려고 노력했다.	현재 상태를 유지하기만 해서는 충분하지 못합니다. 우리는 계속 성장해야 합니다. 그렇지 않으면 되돌아갈 것입니다. 11단계는 우리의 의식을 확장하고, 새로운 삶의 방식에 대해 부단히 배우는 단계입니다.
12단계	이러한 단계들의 결과로써 영적 각성을 하고, 우리는 이 메시지를 알코올 중독자들에게 전하려고 노력했으며, 그리고 이런 원칙들을 우리의 생활의 모든 면에서 실천하려고 노력했다.	12단계에서는 자기를 위한 삶이 아닌 타인을 위한 인생의 목표를 새롭게 개발합니다. 그리고 타인에게 의미있는 존재가 되는 것의 가치를 발견하며, 일상의 모든 면에서 온전함을 유지하는 것이 필요함을 배웁니다.

12단계 프로그램은 강력한 변화 프로그램입니다. 각 단계들은 여러 가지 치유의 힘을 제공하여, 우리 인생을 구하고 과거에는 불가능하다고 생각한 장소로 들어가는 문을 열어 줍니다. 그러나 새로운 곳으로 향하는 문이 활짝 열리더라도 그곳에서 무엇을 찾아야 하는지 우리는 알지 못합니다. 제가 회복 초기에 깨달은 점은 보이는 것이 전부가 아니라는 사실입니다. 개인적 경험을 예로 들자면, 저는 정신이상을 항상 두려워했습니다. 회복을 하면서 저는 정상적인 정신상태가 아님을 알게 되었고, 어떤 의미에서 이것은 구원이었습니다. 저는 더 이상 정신이상을 두려워하지 않게 되었습니다. 그저 있는 그대로의 나를 받아들였고, 회복의 기초를 차곡차곡 쌓아갔습니다. 비유하자면 저는 일생 동안 정신이상의 문을 두드려 왔고, 결국 그 문이 열렸을 때 여태껏 정신의상의 방 안에서 문을 두드려 왔다는 사실을 깨닫게 된 것입니다.

12단계는 변화를 위한 놀라운 처방을 제시하며, 우리는 12단계를 행동으로 실천해야 합니다. *아무도 우리를 대신해서 해 주지 않습니다.* 우리는 지금껏 경험하지 못한 깊은 성찰을 통해 자신을 바라보아야 합니다. 처음에는 아마 좋아진다는 느낌보다, 더 나빠진다고 느끼게 될 것입니다. 그러니 쉽고 편안한 방법을 찾으려는 마음을 버리세요. 인생이 고통스러울 수 있다는 사실을 받아들이고, 장애물이 적은 길이 가장 좋은 길은 아님을 기억해야 합니다. 또한 자기에 대한 더 긍정적인 느낌을 위해 사람들이 내 뜻대로 행동하기 바라는 마음을 거두어야 합니다. 타인에게 의존하는 자존감은 우리가 해결해야 할 근본 문제입니다. 이것을 변화시키려면 스스로 자존감을 지키는 방법을 배워야 하고 자신의 감정에 대해 책임감을 가져야 합니다. 맑은 정신과 단주를 위한 굳건한 기초를 확립한 이후, 우리는 이와 같은 일들을 진행해야 합니다.

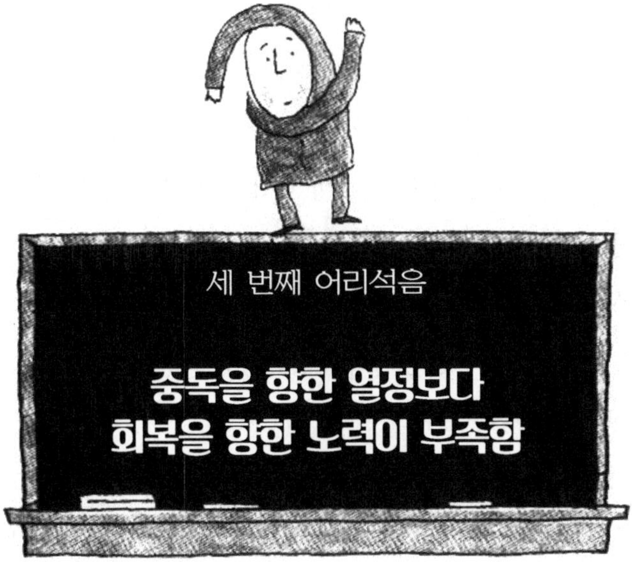

세 번째 어리석음

중독을 향한 열정보다 회복을 향한 노력이 부족함

술과 마약으로 향하던 열정과 집착을 이제는 회복을 위해 쏟아야 합니다.

알코올중독자와 약물중독자들의 술과 마약을 향한 집착은 아주 놀랍습니다. 이러한 집착을 통해 우리 삶에 대한 중독의 지배력을 알 수 있습니다. 한 가지 사례를 들어 보겠습니다.

제가 아는 어떤 남자는 항상 같은 식당에서 저녁 식사를 합니다. 그가 한 식당만을 고집하는 이유는 음식이 맛있고 서비스가 좋아서가 아닙니다. 이유는 다름이 아니라 식당의 실내 구조가 술을 몰래 마시기에 좋기 때문입니다.

이 영리한 중독자가 찾아낸 식당의 구조는 다음과 같습니다. 화장실은 식당의 한 쪽 구석에 위치해 있는데, 화장실에 가려면 코너를 돌아 바 앞을 지나야 합니다. 저녁식사 동안 그의 일반적인 동선은 다음과 같습니다. 부인과 함께 테이블에 앉으면 점원이 술을 주문받으러 옵니다. 그는 더블 스카치와 물을 주문합니다. 점원이 테이블을 떠나면, 남자는 화장실에 다녀오겠다고 말하고, 화장실에 가는 척 하면서 바 앞에 멈추어 섭니다. 그리고는 바에서 얼음을 띄운 더블 스카치를 한 잔 주문하고 재빨리 들이킨 뒤 화장실에 가서 볼일을 봅니다. 테이블로 돌아오는 길에 그는 또 다시 바에 들러 순식간에 한 잔 더 마십니다. 부인이 있는 자리에 합류하면 화장실에 가기 전 주문했던 술이 그를 기다리고 있습니다.

부인이 모르는 사이에 남자는 이미 더블 스카치 두 잔을 마셨고 세 번째 잔이 테이블에 올라 있는 것입니다. 그는 식사 동안 같은 패턴을 몇 번 더 반복합니다. 얼마 지나지 않아 그는 거나하게 취하고, 그의 부인은 당혹스러운 표정을 감추지 못합니다. 왜냐하면 부인은 남편이 겨우 두세 잔 정도 마시는 것만 보았기 때문입니다. 남자는 몰래 마신 사실을 숨기고 취한 이유를 둘러대는데, 상황을 모르는 부인은 남편의 말을 믿습니다. 남자의 작전은 성공입니다.

이와 같은 치밀함은 중독자들의 사고가 얼마나 교활한지 보여줍니다. 부인이 다른 식당에 가자고 하면 그는 결단코 반대합니다. 우리는 그가 반대하는 이유를 압니다.

중독의 힘은 방금 소개한 주도면밀한 남자의 사례를 통해 분명히 알 수 있는데, 여기서 더 나아가 자기보존 본능 같은 생물학적 본능을 압도하기도 합니다. 두 가지 사례를 소개하겠습니다.

우선 캐서린의 일화입니다. 그녀는 28살의 미혼 여성으로 대학에서 경제학을 전공했습니다. 한 때 그녀는 플로리다 최고의 테니스 선수 중 한 명이었지만 코카인을 시작한지 몇 해 만에 인생은 엉망이 되었습니다.

캐서린의 중독은 매우 심각했습니다. 저와 면담하면서 그녀는 중독의 강력한 힘을 보여주는 끔찍한 경험을 말했습니다. 치료를 시작하기 약 6개월 전, 그녀는 코카인을 구하려고 캘리포니아의 샌피드로San Pedro에 있는 한 주택단지로 갔습니다. 그 지역은 마약 판매상, 매춘부, 갱단들이 득실거리는 지역입니다.

어느 날 자정 무렵 그녀는 그동안 거래해 온 마약 판매상을 만나려고 도로를 운전 중이었습니다. 판매상은 약간 어두운 거리 모퉁이에 서 있었습니다. 평소처럼 판매상 앞으로 차를 세우자 판매상이 운전석 창가로 다가왔습니다. 그런데 그는 평소와 달리 차 안에서 물건을 보여 주겠다고 꼬드겼습니다. 차에 들어온 판매상은 갑자기 그녀에게 총을 겨누면서 인적이 드문 장소로 운전하라고 명령했습니다. 그곳에서 그녀는 끔찍하게 성폭행 당했습니다. 사건이 일어난 2주 뒤 보인 그녀의 행동을 통해 우리는 중독의 진정한 광기를 엿볼 수 있습니다.

총구 앞에서 성폭행을 당한 2주 뒤, 캐서린은 다시 판매상을 만나기 위해 범죄의 현장으로 갔습니다. 무엇이 한 여자로 하여금 자신을 성폭행한 남자를 찾아가게 만든 것일까요? 바로 코카인에 대한 강한 갈망이었습니다. 코카인만 구할 수 있다면 자신을 성폭행한 남자에 대한 두려움 따위는 문제가 되지 않았던 것입니다.

이제 두 번째로 한 젊은 남성의 일화를 소개하겠습니다. 저는 한 중년 부인을 치료한 적이 있는데, 그녀에게는 나이가 서른 된 아들이 한 명 있었습니다. 그녀의 아들은 심각한 알코올중독과 코카인중독 문제가 있었습니다. 어느 날 밤, 그는 길모퉁이에서 한 무리의 마약 판매상에게 코카인을 구입하고 있었습니다. 그가 마약 판매인 무리를 도발하는 이야기를 했는지, 갑자기 그들은 그의 전신을 50 차례 이상 집단으로 구타했고, 그는 바닥에 쓰러졌습니다. 코카인을 남용하게 되면 종종 심한 망상에 빠집니다. 당시 그도 구타당하기 전 마약을 복용하여 이미 극도의 피해망상 증상이 있었습니다. 그래서 경찰에 체포될 수 있다는 피해망상과 두려움에 응급실 대신 집으로 향했습니다. 현관문을 열고 들어오는 아들의 모습을 본 어머니는 기겁했습니다. 얼굴은 심하게 부어올라서 알아볼 수 없는 지경이었고, 사물이 두 개로 겹쳐 보이는 증상을 호소하며 뇌진탕이나 뇌손상이 의심되는 상황이었습니다. 끝내 그는 경찰에 잡힐까 두려워 병원 치료를 거부했습니다.

수일간 어머니는 아들을 위해 정성껏 간호했으나, 결국 그는 다발성 턱뼈 골절로 병원을 찾게 되었습니다. 턱을 수술하기 전 먼저 부기가 가라앉기를 기다려야 했고, 오른쪽 안구의 망막 박리 위험성 때문에 치료진은 세심하게 시력을 체크했습니다.

부기가 가라앉자 마침내 수술을 진행할 수 있었고, 3주 동안 철사로 턱을 고정해야 하는 시술을 받았습니다. 수술이 끝나고 얼마 지나지 않아 어머니는 아들의 중독 문제를 치료하기 위해 저를 불렀습니다. 저는 끔찍한 폭행 사건이 있기 약 1년 전 잠시 그를 치료했던 경험이 있었습니다. 큰 위기에 처한 사람들이 그렇듯, 그는 치료를 시작하면서 변해가는 것처럼 보였고 며칠 간 AA 모임에도 나갔습니다. 하지만 얼마 지나지 않아 다시 술을 마시기 시작했습니다. 턱에 박힌 철사에도 불구하고 빨대를 사용해서 맥주를 마셨습니다. 아니나 다를까 턱의 철사를 제거하던 날 그는 무서운 경험을 했던 거리로 다시 갔습니다. 폭행 사건이 있은 지 채 3주가 안되어 코카인을 사기 위해 돌아온 것입니다. 그는 이번에는 직접 운전해서 차안에서 코카인을 구입했습니다. 코카인을 구입하는 과정에서 20달러가 부족한 금액을 지불하고 도망쳤는데, 그를 뒤쫓는 마약 판매상과 난폭한 자동차 추격전이 벌어져 막다른 길로 몰렸습니다. 그 장면은 마치 자동차 파괴 경기demolition derby의 한 장면과 비슷했을 겁니다. 마약 판매상은 그를 죽이겠다고 소리치며 차 후미를 이 젊은 남자가 앉아 있는 운전석 쪽으로 있는 힘껏 들이박았습니다. 그는 가까스로 탈출하여 목숨을 구했지만 거의 죽을 뻔했습니다. 하지만 중독에서 비롯된 두 번의 구사일생의 경험에도 술과 마약을 멈추지 못했습니다.

최근에 그는 교통사고를 내고 도주하다가 다섯 대의 경찰차가 수 킬로를 쫓는 소동 끝에 구속되었다고 합니다. 말할 것도 없이 만취해 있었고, 이 때문에 도주했습니다. 결국 그는 징역 6개월을 선고받았습니다.

이 일화들은 한 가지 명백한 사실을 가르쳐줍니다. 일단 중독이 되면 우리는 더 이상 이성적으로 행동하지 못합니다. 중독은 최선의 판단을 못하게 만들며 자기를 보호하는 기본적인 본능을 압도합니다. 중독은 모성본능보다 강하며, 의사면허증을 상실할 수 있다는 의사의 걱정, 배우자와 가족을 잃는 가장의 공포, 회복 되지 않을 만큼 간이 손상될지 모른다는 불안, 직장을 잃을 때의 두려움보다 강합니다. 중독은 정신이상에 대한 공포보다 강하며, 감옥에 갇히는 괴로움도 중독을 이기지 못합니다. 중독증 환자와 그 가족들이 맞이하는 결과는 처참합니다. 치료 받지 않은 알코올중독자나 약물중독자의 전형적인 마지막 모습은 시설에 들어가거나 아니면 죽음을 맞이하는 것입니다.

우리들은 이런 교활하고 파괴적인 병 앞에 왜 이토록 무기력할까요? 과학이 미스터리를 풀기 시작했습니다. 이 책의 소개 글에 언급했듯이, 술과 마약 사용으로 인해 뇌가 변한다는 사실을 최신 연구들이 증명하고 있습니다. 중독의 뇌 변화는 보상 중추reward center 주변에서 일어납니다. 먼저 우리가 술을 마시기로 선택하지만, 그 다음은 뇌의 자동적인 작용에 의한 결과입니다. 바로 이런 특징 때문에 중독은 의지력의 문제가 아니라고 말하는 것입니다.

치료과정에서 배우자나 다른 가족 구성원들이 중독자의 무력함에 대해 이해하려고 할 때 자주 의지력에 대해 질문합니다. "왜 남편(또는 아버지)이 술을 끊지 못하는지 도저히 이해할 수 없어요."라고 배우자나 자녀들은 묻습니다. 당신이 직접 중독을 경험해보지 않았다면 무력함을 이해하기란 쉽지 않습니다. 우리 사회는 무력함을 받아들이지 못하는 사회입니다. 우리 문화는 "하면 된다"라는 태도를 기반으로 하고 있습니다. "마음만 먹으면 무엇이든 할 수 있다."는 생각은 하나의 사회적 약속으로, 더 나은 삶을 기대하는 사람들을 지탱해 온 신념입니다. 하지만 이런 생각은 중독 문제에 대한 해결책이 될 수 없습니다.

제 친한 친구이자 예수회 소속 신부인 마틴Martin은 무력함을 설명하기 위해 다음과 같은 비유를 사용했습니다. 설사로 고통을 당해본 경험이 있다면 무력함에 대해 직관적으로 이해할 수 있을 것이라고 그는 말합니다. 설사 때문에 복통과 배설의 욕구가 생길 때 주변에 화장실이 없다면, 마음속으로 어떤 결심을 하더라도 우리는 당혹스러운 순간을 맞이하게 될 것입니다. 그 어떤 결심도 설사를 멎게 만들지 못합니다. 설사약이 도움이 될 수 있겠지만 의지력(설사를 멈추고자 하는 열망)은 아무 소용이 없습니다.

일단 어딘가에 중독되었다면 우리는 자신의 의지력보다 더 큰 힘을 찾아서 도움을 받아야 합니다. 우리는 그동안 해왔던 것과는 180도 다른 것들을 기꺼이 해야 합니다. 우리는 회복을 위해 혼신의 힘을 다해야 합니다. 우리가 만약 회복을 위해 110퍼센트 헌신하지 않는다면 결국 재발할 것입니다.

회복을 위해 혼신을 다한다는 것은 단주와 맑은 정신을 유지하기 위해 그 무엇이라도 기꺼이 한다는 것을 의미합니다. 우리 앞에 놓인 길이 순탄하지 않은 여행이기 때문에 치열한 노력이 필요합니다. 만약 노력이 부족하다면 단주와 맑은 정신을 유지하기 위한 우리의 도전은 시들해질 것입니다. 그러면 주변 상황이 어려워지거나, 애초 계획대로 일이 진행되지 않거나, 혹은 희망하던 대로 일이 잘 풀리지 않으면 포기하고 말 것입니다.

초기 회복기에 가장 위험한 생각 중 하나는, 단주와 맑은 정신을 위해 노력하는 우리를 주변 사람들이 응원할 것이라 기대하는 것입니다. 대개 우리는 과거의 실수를 즉시 용서받길 원합니다. 그러나 이것은 함정입니다. 처음 단주(혹은 단약)를 시작하는 알코올중독자(혹은 약물중독자)는 그들이 사랑하는 사람들의 회의적 태도와 불신과 의심을 경험하기 마련입니다. 우리는 반복해서 가까운 사람들을 실망시켰던 과거를 잊고 싶어 합니다. 그러나 우리가 사랑하는 이들은 과거를 기억합니다.

잘못된 동기로 회복을 시작하면 사람들의 불신과 의심에 대해 분노와 실망감을 느끼게 됩니다. 이런 느낌 때문에 회복을 포기할까 고민한다면, 사람들에게 인정받고 칭찬을 듣기 위함이 아니라 자신의 이익을 위한 회복이라는 기본 명제를 망각한 것입니다. 우리는 지금껏 살아온 인생에 병들고 지쳤기에 도움을 받고자 하는 것입니다. 우리는 더도 덜도 아닌 바로 자신을 위한 회복에 감사하고 여기에 가치를 두어야 합니다. 언젠가 무너졌던 신뢰를 되찾을 기회가 올 것입니다. 하지만 이것은 시간이 걸리는 일이며, 회복 프로그램을 꾸준하게 집중해서 실천할 때 가능합니다.

요컨대 우리의 회복은 다른 누구보다 우리 자신에게 중요한 일입니다. 만일 그렇지 않다면, 다시 말해 배우자, 자녀, 부모, 친구가 우리 자신만큼 혹은 우리 자신보다 더 우리의 회복을 고맙게 생각할 것이라고 기대한다면, 이는 스스로 실망꺼리와 문제꺼리를 만들어서 재발을 준비하는 꼴입니다.

맑은 정신과 단주를 유지하기 위해 무엇이든지 한다는 말은 회복에 대한 책임을 다하기 위해 헌신한다는 뜻입니다. 헌신이 의미하는 바가 뭘까요? 이것은 우리가 기꺼이 회복을 목표로 삼고, 자신에게 정직하며, 새로운 삶의 방식에 도전하고, 맑은 정신과 단주를 유지하기 위해 필요한 일을 실천한다는 뜻입니다. 헌신은 첫 잔을 마시거나, 코카인의 첫 분말을 입에 넣거나, 대마초를 다시 태우거나, 각성제 복용을 시작하기 전에 누군가에게 도움을 요청하는 전화를 걸겠다는 의미입니다. 헌신은 술을 마시거나 약물을 복용하려는 구실을 찾으려는 자신이 느껴질 때, 자신을 똑바로 바라보고 '가면을 벗는 것'을 의미합니다. 회복에 대한 모든 책임을 우리가 짊어질 때, 비로소 우리는 12단계를 시작하고 문제에 대한 영적 해결책을 발견하기 위해 헌신하게 됩니다.

이것이 AA 3단계의 핵심입니다. "우리가 이해하게 된 대로의 신의 보살피심에 우리의 의지와 생명을 맡기기로 결정했다." 이 단계에서 우리는 술과 마약 없는 새 삶을 위해 헌신합니다. 우리는 불안, 우울, 해결되지 않는 갈등, 대인관계 문제 등 삶의 문제들에 대한 영적인 해결책을 찾기 위해 헌신합니다. 우리는 고집과 강박사고를 버리고 사람, 공간, 물질을 내 마음대로 지배하려는 욕구에서 벗어나기 위해 헌신합니다. 진실한 회복은 겸손이라는 기초 위에 세워집니다.

의심의 여지없이 회복은 우리가 한 번도 가보지 못한 길입니다. 이 길은 110% 헌신하지 않으면 도달 불가능한 험난한 길입니다. 쉽게 도전할 만할 일로 보이지는 않지만, 보장되는 결과가 없더라도 도전할 수밖에 없는 현실이 이미 눈앞에 다가왔습니다. 우리는 12단계 프로그램에서 언급하는 회복의 과정을 따라야 합니다. 이는 무엇이든 통제하고자 하는 통제광(狂)인 우리에게 쉽지 않은 일입니다.

그러나 우리가 온 힘을 다해 필사적으로 노력할 때 놀라운 일이 벌어집니다. 독일의 대문호 볼프강 괴테는 *헌신On Commitment*이라는 작품에서 이를 아름답게 묘사했습니다.

온 마음을 다하기 전에는
머뭇거림과 포기하고 싶은 마음, 끈질긴 실패가 떠나지 않는다.
진취적이고 창조적인 행동을 일으키는 단 하나의 진실이 있으니,
이를 외면하면 수많은 훌륭한 아이디어와 멋진 계획들은 사라진다.
단 하나의 진실이란, 그대가 완전히 헌신하는 순간 하늘도 함께
움직인다는 것.
헌신한다면, 과거에는 결코 불가능했을 일들이 일어나 그대를 돕기 시작한다.
나를 완전히 바치겠다고 결정한 그 순간
어느 누구도 일어나리라 꿈꾸지 못했던
뜻밖의 행운과 만남, 물질적 도움이 그대를 찾아올 것이다.

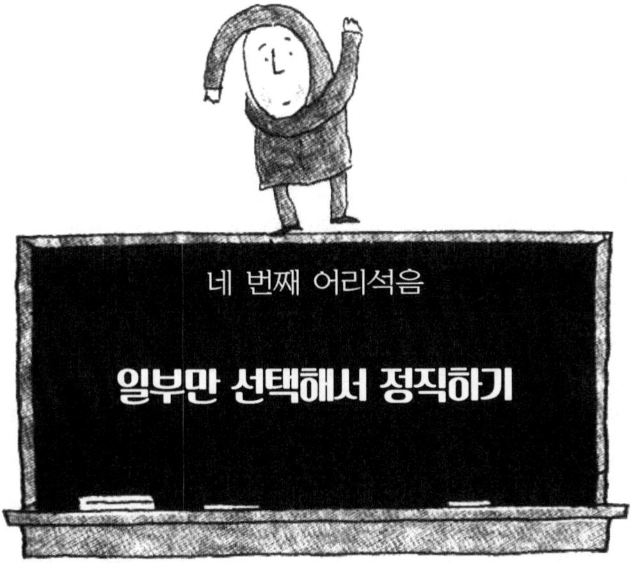

네 번째 어리석음

일부만 선택해서 정직하기

회복은 엄격한 정직을 요구합니다. 반쪽뿐인 정직은 효과가 없습니다. 비밀을 간직하는 만큼 우리는 병들어 있습니다.

정직, 열린 마음, 기꺼이 하기는 회복의 핵심 요소입니다. 열린 마음과 기꺼이 최선을 다하는 것에 대해서는 앞서 언급했습니다. 이번 장에서는 자기-정직이라는 주제로 회복을 위해 정직이 필요한 이유를 살펴보겠습니다.

알코올중독을 포함한 모든 중독은 속임수와 불신, 거짓을 먹고 자랍니다. 우리는 취하거나 좋은 기분을 느끼기 위해서라면 무엇이든지 합니다. 행동의 결과를 고려하지 않고 우리에게 소중한 인간적 덕목들을 자주 위반합니다. 그리하여 깊은 후회와 죄책감 그리고 수치심은 공통된 감정으로 우리들 마음에 자리 잡습니다. 이런 감정들은 문제를 더욱 악화시키고, 우리를 더 많은 술과 마약으로 내몹니다. 대체로 우리는 내면 깊은 곳에서 자신이 누구이고 어떻게 변해가는지 인식하며, 자신을 수치스럽게 느낍니다. 중독 분야의 저술가인 존 브래드쇼John Bradshaw는 이를 *해로운 수치심toxic shame*이라고 불렀습니다.

견고한 회복을 위해서는 마음속에 곪아 있는 상처를 절개하고 고름을 짜내야 합니다. 우리는 그동안 말하지 못했던 마음의 찌꺼기를 모두 털어 내야 합니다. 특히 사람들에게 절대로 말할 수 없다고 생각했던 비밀을 말해야 합니다. 이것은 매우 힘든 일이고, 우리를 움츠러들게 만듭니다. 이것은 그동안 상상하지 못한 일입니다.

우리가 비밀을 털어놓는 것을 거부하는 이유는 잘못된 인식 때문입니다. 지금까지 우리가 옳다고 믿어 왔던 삶의 방식은 틀렸습니다. 가장 이롭다고 생각했던 행동이 사실은 이롭지 않습니다. 우리가 경험하고 있는 일은 마치 '이상한 나라의 앨리스'의 이야기와 비슷합니다. 그곳에서는 모든 존재가 허깨비이고, 세상에 없는 것들이 존재하며, 직관과 논리의 법칙이 뒤죽박죽되어 있습니다. 중독자인 우리는 도수가 맞지 않는 안경으로 세상을 바라보았습니다. 무엇인가 변해야 하는데, 그 무엇은 바로 우리 자신입니다. AA의 「빅북」 58쪽[1]에는 다음 글귀가 있습니다. "우리 중 어떤 사람들은 낡은 관념을 지속하여 왔지만, 이것을 완전히 버리기 전까지는 아무런 결과가 없었다."

우리가 다른 사람에게 흔쾌히 말하는 비밀은 빙산의 일각에 불과합니다.

1) 역주: 한글판 「익명의 알코올중독자들」 3판 58쪽, 2판은 77쪽

왜냐하면 우리에게 있는 거짓 자존심이 남들이 비밀을 아는 것을 용납하지 않기 때문입니다. 일반적으로 고통스럽고 중요한 개인적 비밀을 남에게 말할 때, 우선 마음속 검열위원회의 검토가 시작됩니다. 내면의 검열위원회는 자기혐오, 거짓 자존심, 거짓 자기로 구성되어 있습니다. 검열위원회는 위장된 자기 이미지를 유지하는데 위협이 될 만한 진실은 모든 방법을 동원하여 공개를 거부합니다. 마음속에서 수치심과 자기의심이 '이런 약점 때문에 너는 열등한 인간이야'라고 외치고 있다면 결코 약점을 다른 사람에게 말하지 못할 것입니다. 우리는 거짓 자기라는 감옥에 갇힌 포로인데, 그동안 이러한 사실조차 몰랐습니다.

회복의 핵심은 거짓 자존심 시스템에 뿌리를 둔 오래된 관념을 변화시키는 것입니다. 거짓 자존심의 힘을 약화시켜서 우리 삶에 끼치는 지배력을 줄이는 것이 무엇보다 중요합니다. 시대착오적인 것들을 효과적인 삶의 원칙으로 바꾸어야 합니다.

"비밀을 간직하는 만큼 당신은 병들어 있다."는 AA 모임에서 흔히 사용되는 격언입니다. 우리는 마음을 열어 정직해질수록 더욱 치유됩니다. 마음을 열수록 사람들과 더욱 소통하게 됩니다. 수치스럽게 생각하는 것들을 타인과 나눌수록 거짓 자존심의 힘이 약해지고 더 이상 우리 삶을 조종할 수 없게 되며, 더 큰 평온을 맞이하게 됩니다. 거짓의 "가면을 벗을수록" 우리는 더 겸손해집니다.

중독에서 회복하는 과정은 일종의 인명 구조 작전입니다. 우리는 회복을 통해 잃어버렸던 나를 되찾게 되고 때로는 진정한 자기를 발견하기도 합니다. 우리가 되찾아야 하는 능력은 인간다움입니다. 우리는 그동안 완벽을 추구했고 인간답지 못한 기대에 집착해 왔습니다. 회복이란 바로 우리의 인간성을 구조하는 과정입니다. 완벽에 대한 비합리적인 기대를 인간다움이 의미하는 것으로 바꾸어야 합니다. 그렇습니다. 우리는 완벽하지 않습니다. 우리는 인간입니다.

구조 작전을 시작하기 위해서는 중독된 자아 즉, 거짓 자기의 힘을 약화시키고 그 영향에서 벗어나야 합니다. 필요와 고통을 통해 잉태되는 자기-정직은 변화의 원동력입니다. 중독이라는 질병으로 탈진하고 바닥을 치는 것을 반복하다 보면, 사실이길 바라던 환상 대신 자신의 있는 그대로 모습을 마주할 수밖에 없습니다.

일단 거짓 자기에 균열이 생기면 진실한 자기 즉, 참 나를 발견하고 성장시키는 작업이 자동적으로 시작됩니다. 저는 이것을 영적 자기의 발견이라고 생각합니다.

진실한 자기 혹은 영적 자기에 대한 깊은 이해와 존중 그리고 여기에 따르는 행동이 온전함의 본질입니다. 온전함을 확립하고 유지하는 것은 회복을 바라보는 새로운 관점입니다. 제가 여기에서 *온전함*integrity이라는 단어를 사용하는 이유는 완전성wholeness을 의미하기 위해서인데, 이것은 진실한 자기 또는 영적 자기에 대한 헌신을 의미합니다. 온전함과 완전성을 유지하는 힘은 자신에게 정직할 수 있는 능력을 기초로 합니다. 우리는 우리에게 중요한 것과 우리의 필요에 정직해야 합니다. 이는 간단해 보이지만 쉽지 않습니다. 다양한 개인적, 사회적 요인들이 우리의 필요와 욕구를 제대로 파악하지 못하게 만듭니다.

속임수와 자기기만은 세상에 만연합니다. 속임수의 모습은 생물-심리-사회적 요인들로 결정되는데, 다른 개체를 속이고 조종하는 행동은 모든 종(種)에서 관찰할 수 있습니다. 속임수는 소극적 혹은 적극적 형태로 나타납니다. 예를 들어 사냥감을 노리는 사마귀는 몸의 빛깔과 형태를 나뭇가지 일부인 것처럼 위장해서 더 효율적인 사냥을 합니다. 원숭이는 짝짓기를 위해 동료 원숭이를 속이기도 합니다. 자신의 이익을 위해 남을 속이는 것은 인간 사회에서 비일비재합니다. 정도의 차이가 있지만 모든 사람이 거짓말을 합니다. 실제로 인간 사회에서 거짓말은 매우 보편적이어서 행동과학자들은 숨겨진 동기에 따라 거짓말을 분류했습니다.

다음 목록을 참고하세요. 선의의 거짓말(인간관계를 좋게 만드는 거짓말), 유머러스한 거짓말(듣는 사람에게 즐거움을 주기 위한 목적의 거짓말), 이타적 거짓말(다른 사람을 이롭게 하거나, 고통을 줄이거나, 자존감을 키우는 거짓말), 방어적인 거짓말(자신과 타인을 보호하기 위한 거짓말), 공격적인 거짓말(자신의 이익을 위해 타인에게 피해를 주는 거짓말), 병적 거짓말(이유 없이 강박적으로 하는 거짓말). 누구든지 여기 열거된 거짓말을 한 번쯤 해본 경험이 있을 것입니다.

거짓말이 세상에 만연하지만 그 무엇보다 파괴적 힘을 가진 거짓말은 바로 자신에게 하는 거짓말입니다. 모든 자기기만은 치명적 결과를 낳습니다. 왜냐하면 자기기만은 정직과 겸손의 힘을 앗아가기 때문입니다. 자신에게 정직할 수 있는 능력은 회복을 위한 필수 조건입니다. 우리에게 다가온 중독이라는 치명적 질병에서 회복하고자 한다면 반드시 자신에게 솔직해야 합니다.

자기기만의 다른 문제는 우리의 필요와 욕구를 왜곡한다는 사실입니다. 어떤 사람은 개인적인 욕망을 초탈해서 아무것도 필요 없다는 듯이 세상을 살아갑니다. 반대로 어떤 사람은 남에게 인정받지 않고는 살 수 없다고 생각하며 전적으로 타인에게 의존합니다. 만약 인생이 잘 안 풀린다면 아마도 그것은 자기기만 때문입니다. 우리는 자신의 참 모습과 정말로 원하는 것을 있는 그대로 바라보지 못했습니다. 그러한 결과 욕구를 충족시키기 위해 왜곡된 방법인 술과 약물로 세상을 살아가는 방법을 개발했습니다. 지금부터 우리가 자신에게 정직하지 못한 이유를 살펴보겠습니다.

먼저 우리는 자신의 욕구를 얼마나 제대로 아는지 검토해야 합니다. 내가 원하는 것을 남에게 말하려면 우선 내가 중요하게 생각하는 것이 무엇인지 어느 정도 파악해야 합니다. 이것을 자기인식self-awareness이라고 합니다. 자기인식은 자신이 누구이며 현재 경험하는 일들이 무엇인지 알아차리는 능력으로 정의합니다. 어떤 사건이 일어나면, 그것이 개인적인 차원에서 경험되어서 현재 경험하는 바를 알아차리는 것입니다. 여기서 말하는 "자기"와 자기인식은 아동기 경험의 결과물입니다.

타고난 운이 좋아서 진정으로 우리를 공감하는 "충분히 좋은" 부모와 만났다면, 건강한 핵심 자기core self를 가지고 인생을 살아갈 확률이 높습니다. 그러나 이런 경우는 드뭅니다. 우리는 모두 부모, 교사, 친척, 그밖에 기타 양육자로부터 그들의 좋은 의도에서 비롯된 자존감의 손상을 받았습니다. 실제로 일부 행동과학자들은 알코올중독을 포함한 모든 중독을 "자기의 장애self disorder"라고 주장했습니다. 우리는 자존감의 상처로 영혼에 구멍이 뚫렸고, 술과 약물로 마음속의 빈 구멍과 공허함을 채우려했던 것입니다.

내가 누구이며, 나에게 중요한 것이 무엇인지 인식하지 못하면 자신과 타인에게 정직할 수 없습니다. 한 가지 예를 들겠습니다. 저는 어린 시절 부모의 방임 속에 성장한 한 여성을 치료했습니다. 그녀의 부모는 딸을 마치 없는 사람처럼 취급했고, 딸의 요구를 대부분 무시했습니다. 이러한 초기 아동기 경험 때문에 그녀 역시 자신을 투명인간처럼 대하는 것에 익숙했습니다. 그녀는 자신의 감정을 인식하지 못했습니다. 남편과 함께한 치료 시간 동안 종종 남편이 그녀를 비난하고 꾸중하면 그녀는 침묵했습니다. 그녀의 침묵은 큰 소리를 내기 싫어서가 아니었습니다. 그녀는 자신이 무엇을 경험하는지 인식하지 못했습니다. 그래서 남편과의 갈등 순간에도 아무런 말도 못했던 것입니다. 다행히 그녀는 치료에 좋은 반응을 보이며 자기 경험을 인식하기 시작했고, 감정에 이름을 붙이는 능력을 키우면서 결혼 생활과 인생에서 큰 변화가 일어났습니다. 지금은 남편이 그녀를 비난하면 그녀 스스로 적극적으로 자신을 변호하고, 자신의 느낌과 욕구를 주장합니다. 그녀는 자기 목소리를 회복했습니다.

자기-정직과 관련하여 다음으로 중요한 주제는 자기가치self-worth[2]입니다. 나에게 주어진 시간과 나의 관심사가 중요하다고 생각하나요? 나의 회복을 가치 있게 느끼나요? 내가 사랑받고 성공할 만한 사람이라고 생각하나요? 다른 사람들이 진정으로 나를 보살펴주고, 내가 고민하는 문제에 대해

2) 역주: 자신을 가치 있는 존재로 여기는 느낌이나 태도

진지한 관심을 보일 것이라고 생각하나요?

여기에서 자존감에 감정적인 상처를 받았을 때 생기는 또 다른 결과를 볼 수 있습니다. 만약 우리 부모가 우리의 존재를 축복하지 않고, 우리가 지닌 정신력과 에너지를 진심으로 좋아해 주지 않으며, 우리 안에 있는 가치를 알아보지 못한다면, 그 때 우리는 자기가치에 손상을 입습니다. 이 경우 우리의 자기가치는 취약해지고 불안정해지며 쉽게 흔들립니다. 나라는 존재를 가치 없게 여기므로 나의 생각과 감정을 남에게 말하기가 힘들어집니다. 자기 욕구는 없애고 자기로부터 멀리 떨어져 있는 타인의 욕구를 마치 자기 욕구인 것처럼 생각합니다.

중독으로 고통 받는 사람들이 보이는 자기중심적이고 이기적인 행동은 역설적으로 자기가치의 손상에서 비롯됩니다. 마음 깊숙이 자기가치에 상처 입은 사람은 아무도 자신을 진정으로 돌보아주지 않으리라 믿으며, 원하는 것을 얻기 위해 사람들을 조종해야 한다고 생각합니다. 제가 마이크와 만난 것은 그가 30일간의 입원치료를 마친 뒤였습니다. 그는 대단히 매력적인 청년이었지만 중독 문제로 죽음의 문턱에 다다르는 경험을 했습니다. 어린 시절 마이크는 자신이 필요로 하는 모든 것에 '이기적'이라는 꼬리표가 붙었습니다. 마이크의 부모는 이기적인 필요/욕구와 인간적인 필요/욕구를 구별하도록 도와주지 못했습니다. 마이크는 회복하는 과정에서 큰 혼란에 빠졌습니다. 그는 다른 사람들에게 중요한 사람이 되려는 욕구, 인간관계를 맺으려는 욕구, 더 좋은 사람이 되려는 욕구, 인격적으로 성숙하고 영적인 사람이 되려는 욕구 등을 가지고 있고, 이것이 인간다운 욕구라는 것을 알게 되었습니다.

하지만 이런 인간적 욕구를 항상 옳고자 하는 욕구, 사람들 관심의 중심에 있으려는 욕구와 같은 좀 더 자기중심적인 욕구와 구별하지 못했습니다. 이런 문제는 자기가치의 손상에서 오는 직접적인 결과입니다. 이 책의 후반부에 자기에 대한 관심과 이기심의 차이에 대해 설명할 것입니다. 여기서 제가 강조하고 싶은 점은 우리가 이기적 행동이라고 생각했던 것들이 사실은 그렇지 않다는 것입니다.

자기-정직과 관련한 세 번째 주제는 다른 사람과 친밀하고 인간적인 차원에서 대화할 수 있는 능력입니다. 저는 이것을 *개인적 언어*personal language라고 부릅니다. 이것은 우리가 경험하고 생각하는 것을 있는 그대로 반영하고 알맞게 표현하는 능력입니다. 자기가 원하는 것을 아는 능력인 자기인식을 얼마나 갖추었는가, 자신의 욕구를 표현하는 것을 얼마나 가치 있게 생각하는가, 욕구를 표현하는 과정에서 자신을 얼마나 격려할 수 있는가에 따라 개인적 언어의 구사 능력이 결정됩니다. 개인적 언어는 가르칠 수 있는 것이 아닙니다. 사실 아동기의 많은 경험들이 개인적 언어의 발달을 가로막습니다. 제 어린 시절을 돌아보면 어떻게 느껴야 하고, 무엇이 중요하며, 얼마나 먹어야 하는지 등, 어른들로부터 수많은 말을 *들었습니다.* 이것은 11살에 아버지를 잃은 아이가 상실의 아픔을 치유하는데 도움이 되는 적절한 표현을 찾아서 *말하고*, 아이가 중요하다고 생각하는 것을 *말하도록* 격려 받는 경험과는 거리가 멀었습니다.

지금까지 살펴본 자기인식 결핍, 자기가치 손상, 발달하지 못한 개인적 언어의 세 가지 요인이 우리가 필요로 하고, 우리에게 중요한 것을 정직하게 사람들과 나누지 못하게 만듭니다.

온전함integrity을 키우려면 자기기만을 파악하고 철저하게 정직해야 합니다. 하지만 우리가 진정 누구이며, 우리에게 정말 중요한 것이 무엇인지 모르기에 이것은 쉽지 않은 도전입니다. 우리는 사람들이 표현하는 진정어린 걱정과 관심에 가치를 느끼지 못할 뿐 아니라, 자신의 성공에 대해서도 가치를 느끼지 못합니다. 또한 우리가 느끼는 괴로움과 개인적인 중요한 경험을 표현하는 적절한 언어구사 능력이 부족합니다. 이쯤 되면 우리 처지가 매우 절망적으로 보이지 않나요? 하지만 절망할 필요는 없습니다. 인간적인 변모가 필요하다는 사실을 부정할 수 없지만, 우리에게는 희망이 있습니다. 우리는 과거의 상처를 치유할 수 있고, 자신을 보살피는 방법을 배울 수 있으며, 불안감을 다스리고, 상처를 스스로 다독일 수 있습니다. 우리는 성장할 수 있습니다.

회복은 삶 속으로 들어가는 일입니다. 회복의 길을 계속해서 걸어간다면 성장할 수 있고 자신을 돌보는 방법을 배울 수 있습니다. 아무도 완벽하지 않습니다. 만일 '완벽한' 회복 프로그램을 실천하고자 노력한다면 비참한 결말을 맞이할 것입니다. 겸손하고 열린 마음과 기꺼이 노력하는 자세는 영적 성장의 열쇠입니다.

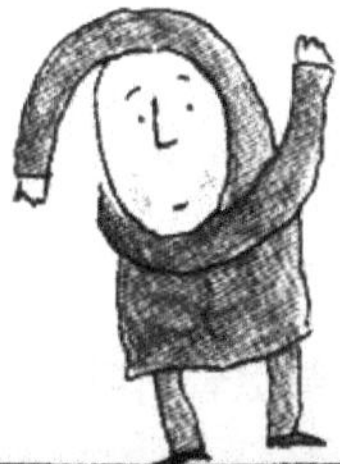

다섯 번째 어리석음

나는 특별하고 남과 다르다고 생각하기

회복의 영적 기초는 겸손입니다. 자신의 가치를 증명하기 위해 특별한 사람이 될 필요는 없습니다. 회복을 위해 최선을 다하는 사람은 겸허히 항복하고 다른 사람의 조언을 따릅니다.

사람들에게 회복을 위해 필요한 요건들을 말해주면, 그들은 자신과 타협하며 본인에게 도움이 될 것이라 생각되는 것만 취사선택합니다. 어떤 사람은 이렇게 주장합니다. “나는 단주를 시작한 첫 90일 동안 매일 AA 모임에 나갈 필요는 없습니다. 일주일에 두 번만 참여해도 충분합니다.” 다른 초심자는 “협심자는 필요 없습니다. 나는 스스로 할 수 있습니다.”라고 말합니다. 또 다른 사람은 “나는 12단계를 모두 실천할 필요가 없습니다. 제1단계, 제12단계의 두 단계만 해도 충분합니다.”라고 이야기 합니다. 이런 생각들은 자신이 특별하고 남들과 다르기 때문에 다른 중독자들이 확고하고 튼튼한 회복을 위해 해왔던 일들이 자신에게 필요하지 않다는 잘못된 믿음에서 비롯됩니다. 이런 위험한 태도로 인해 수많은 초심자들과 가끔 장기간 단주한 멤버들까지 다시 재발과 절망의 구렁텅이에 빠졌습니다. 우리는 특별하고 유일무이한 존재이나 위 사례들이 의미하는 특별함은 아닙니다.

회복을 시작하려면 항복해야 합니다. 항복의 가장 적절한 정의는 우리가 처한 상황의 완전하고 전적인 수용입니다. 우리는 혼자 힘으로 이길 수 없는 질병에 고통 받고 있습니다. 항복의 다른 의미는 우리가 가진 병 때문에 우리 스스로 인생을 관리할 수 없음을 받아들이는 것입니다.

만약 우리가 거짓 자존심에 지배당하고 문제를 축소하는 경향이 있다면 더욱 항복해야 합니다. 이런 자기 파괴적인 전략 속에 숨어있는 동기는 다음과 같습니다. "다른 중독자들이 회복을 위해 실천했던 일들을 전부 따를 필요가 없다면, 모든 프로그램을 실천해야만 했던 중독자만큼 내가 깊이 병들거나 심각한 문제가 있는 것이 아니겠지." 이런 생각에서 위기가 시작합니다. 우리 앞의 현실에 우리가 완전히 항복하지 않는다면, 단주와 맑은 정신을 위해 무엇이든지 기꺼이 도전하게 하는 강력한 동기를 가지지 못하고, 결국 행동의 변화는 일어나지 않습니다. 또한 앞으로 다가올 과제들을 해내기 위한 기초를 세우지 못합니다. 이 과제들은 견고한 회복을 위해 꼭 필요합니다.

우리가 치명적인 병으로 고통 받고 있고, 이 병 앞에 무력함을 진정으로 받아들이게 되면, 소위 존재의 위기existential crisis라고 불리는 경험을 하게 됩니다. 존재의 위기는 불건강한 행동에서 벗어났지만 아직 더 건강하고 나은 대안 행동을 갖추지 못할 때 찾아옵니다. 이 때 우리는 이도저도 아닌 어중간한 상황에 처해 있습니다. 누구나 이런 곤란한 상황에서 겪는 감정을 회피하려고 할 것입니다. 하지만 항복에서 오는 절망과 불안을 경험하는 것은 중요한 일입니다. 존재의 위기 상황에서 우리는 완전한 절망과 희망의 기로에 섭니다. 이 때 자신에게 항복을 허락하면 우리 내면에서 무엇인가 변화가 일어납니다. 거짓 자기에 대한 의존에 금이 가고, 새로운 가능성이 열립니다. 이런 과정을 통해 우리는 회복의 다음 단계를 맞이하게 됩니다. 바로 *희망*입니다.

희망은 모든 형태의 치료에서 힘을 발휘합니다. 이 단계에서 희망은 믿음으로부터 싹트기 시작합니다. 믿음이란 바로 더 건강하고, 더 나은 대안이 존재한다는 믿음입니다. 우리는 12단계에서 희망을 발견합니다. 「빅북」을 읽는 초심자는 58쪽[1]에서 "우리의 길을 철저히 따라온 사람이 실패한 것을 본 적이 거의 없다."라는 문장을 발견할 것입니다. 그러나 자신이 특별하다고 생각하는 사람은 매우 핵심적인 이 조언을 눈여겨보지 못합니다.

그럼 어떻게 믿음을 키울까요? 회복 중에 있는 우리들은 비슷한 고통을 겪고 있는 다른 사람들이 변해가는 과정을 지켜보며 믿음을 키울 수 있습니다. 12단계 모임에 참여하여 회복이라 불리는 기적을 직접 목격할 수 있습니다. 중독이라는 끔찍한 질병으로 고통을 받으면서도 성공적으로 회복의 길을 묵묵히 걸어가는 사람들을 만나게 됩니다. 직접 타인의 회복을 목격함으로써 희망의 씨앗을 자신 안에 심게 됩니다.

1) 역주: 한글판 「익명의 알코올중독자들」 3판의 58쪽, 2판의 76쪽

이제 특별해야 한다는 터무니없는 생각은 포기하세요. 대단히 훌륭한 정신과 의사이자 제 임상 지도감독자인 윌리엄 레이더William C. Rader는 다음 비유를 들었습니다. 보통 사람들은 질병으로 수술을 받을 때, 자기 몸이 특별하길 원하지 않는다고 합니다. 특별한 변이가 없는 보통 신체 구조이길 바란다는 뜻입니다. 평범한 신체 구조의 환자들은 대부분의 수술에서 좋은 결과를 얻지만, 특별한 변이가 있는 경우에는 합병증이 많고 생존율이 낮아집니다. 회복의 측면에서는 평범한 것이 더 좋습니다. 우리는 정규분포의 가운데에 있기를 기도해야 할 것입니다. AA의 평범한 멤버는 회복을 잘 유지하지만, 자신이 특별하다고 생각하는 사람은 회복하지 못합니다. 왜냐하면 평범한 AA 멤버가 단주를 유지하기 위해 하는 일들을 실천하지 않기 때문입니다. 결국 더 이상의 호전 없이 보통 만성적인 재발을 반복해서 경험합니다.

자신이 특별하다는 느낌은 또한 겸손한 마음을 방해합니다. 중독이라는 신체적 질병에 대한 유일한 해결책은 영적 치유이며, 겸손한 마음은 회복을 위한 영적 기초가 됩니다.

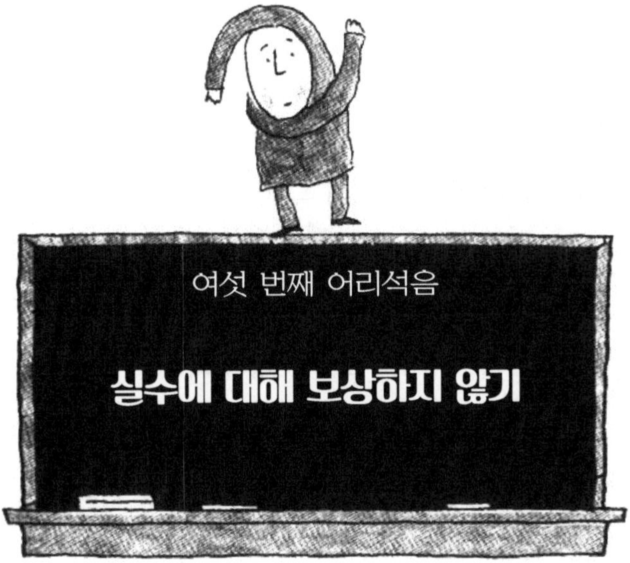

여섯 번째 어리석음

실수에 대해 보상하지 않기

***회복의 영적 기초를 견고히 확립하려면,
가족, 친구 및 사랑하는 이들에게 주었던 상처에 대해 완전히 책임지고,
그들과의 손상된 관계를 회복하는 것이 중요합니다.***

회복의 여정을 걷고 있는 우리 앞에는 수많은 난제가 기다리고 있습니다. 인생살이는 쉽지 않습니다. 이것이 기본 전제입니다. 삶을 있는 그대로 받아들이면 싸움을 멈추게 됩니다. 그러면 우리는 '술과 약물에 무력하고, 우리의 삶을 수습할 수 없게 되었다'는 우리에게 당면한 문제의 심각성을 인정하고 항복하게 됩니다. 우리는 항복을 통해 더 나은 삶의 방식을 찾을 수 있다는 믿음을 가지게 되고, 우리 힘만으로 회복할 수 없다는 현실을 받아들여 문제의 새로운 해법을 찾는 데 헌신하게 됩니다. 여기까지 해냈다면, 회복이라는 목적지 앞에서 우리를 기다리고 있는 여러 난제들에 도전할 만한 태도와 마음가짐을 갖추게 된 것입니다.

회복 과정에서 만나는 가장 큰 도전 가운데 하나는 사랑하는 사람들에게 주었던 피해와 상처에 대해 책임지고 그들에게 보상하는 일입니다. 회복이 약속하는 모든 혜택을 누리고 싶다면, 또한 잃었던 신뢰를 되찾고 싶다면, 우리는 반드시 보상해야 합니다.

우리 자신과 가족을 치유로 이끄는 보상이 되려면 우리가 가진 질환이 사랑하는 이들에게 어떤 영향을 주었는지 깊이 공감하며 가슴에서 우러나오는 보상이어야 합니다. 또한 사랑하는 사람들이 받은 *영적 상처*에 대한 깊은 이해를 바탕으로 한 보상이어야 합니다. 불행히도 이 어려운 과제 앞에 많은 사람들이 머뭇거립니다. 남에게 상처와 피해를 준 행동에 대해 책임을 회피하는 이유가 무엇일까요?

답을 찾으려면 우리 삶을 무자비하게 지배하는 거짓 자존심을 이해해야 합니다. 우리가 거짓 자존심에게 삶의 선택권을 내어준다면, 보상하려는 마음에 저항이 생기고, 상처 주고 무감각했던 행동에 대한 완전한 책임을 인정하지 못합니다. 지금부터 알코올중독자와 그 밖의 중독자들이 책임을 회피하는 심리에 대해 자세히 살펴보겠습니다.

대다수 중독자들은 책임을 회피하고 왜곡하는 광범위한 심리 전략을 발달시킵니다. 한 가지 신뢰할 만한 설명은 보복 심리tit-for-tat mentality입니다. 보복 심리는 회복 초기의 부부에게 흔히 관찰되는 심리 현상입니다. 이 파괴적 의사소통 방식에서 중독자는 자신의 모든 행동을 합리화하고, 배우자의 잘못을 비난하는 역할을 맡습니다. "당신이 나를 자극하지만 않았어도 내가 그렇게 행동하지는 않았을 거야!"라는 말은 자기 잘못은 아랑곳없이 모든 상황에 적용하는 중독자의 억지 주장입니다.

보복 심리는 우리 행동을 정당화하고 합리화하기 위한 것이기 때문에, 우리는 현재 상황에 대한 개인적인 책임이 전혀 없다는 그릇된 결론에 도달합니다. 다음은 대표적인 보복 심리의 표현들입니다.

- "당신이 나를 비난하지 않았으면, 나는 술을 마시지 않았을 거야"
- "지금까지 당신에게 잘 해준 것이 하나도 없어! 이 때문에 화가 나"
- "당신이 집안 꼴을 쓰레기장으로 만들었어. 나는 여기 더 이상 머물 수가 없어. 그래서 내가 매일 밤늦게 집에 오는 거야"
- "내가 하는 일에 당신이 좀 더 관심을 보였다면, 나는 당신 옆에 더 머물고 싶었을 거야"
- "당신이 더 많은 성관계를 원했다면, 나는 훨씬 더 행복했을 거야"
- "내가 당신을 위해 했던 일을 당신이 고마워했더라면, 우리 관계는 더 좋았겠지"
- "당신이 나만 사랑했다면, 나는 다른 여자에게 그렇게 질투심을 느끼지 않았을 거야"

목록은 끝이 없습니다. 불행히도 보복 심리에 갇힌 부부는 여기서 벗어나기 어려운데, 왜냐하면 상대방의 비난 속에는 항상 일말의 진실이 존재하기 때문입니다. 우리는 배우자의 행동에 영향을 받습니다. 그러나 배우자의 행동이 문제라고 해서 우리의 실수를 정당화할 수 없으며, 특히 우리가 상대방과 좋은 관계를 원할 때는 더욱 그러합니다.

보복 심리는 우리가 정서적 의존에 시달리고 있음을 보여줍니다. 이것이 보복 심리의 핵심입니다. 배우자는 우리에게 매우 중요한 사람이기 때문에 우리는 그 또는 그녀에게서 상당히 큰 영향을 받습니다. 우리는 배우자의 허락과 인정에 의지하고 안정감과 위신, 자존감, 행복을 배우자에게 의존합니다. 이런 치명적 심리 전략에 얼마나 많이 사로잡혀 있는가에 따라 정서적 성숙 수준을 알 수 있습니다. 그러므로 배우자가 어떤 행동을 하거나 하지 않았기 때문이라며 자신의 행동을 합리화 한다면, 우리는 보복 심리에 사로잡혀 있는 것입니다. 상대의 잘못을 납득시키려고 제 아무리 노력하더라도 이를 통해 문제가 해결되지 않습니다.

중독자가 자신의 잘못된 행동에 대한 책임을 회피하는 또 다른 강력한 전략으로, 제가 후디니 *책략Houdini maneuver*[1]이라고 명명한 방법이 있습니다. 보복 심리가 "당신이 내게 한 행동이 나를 술 마시게 만들었어"라며 가해 행동을 정당화하는 전략이라면, 후디니 책략은 좀 더 정교합니다. 이 방법은 우리가 관계 맺는 사람의 마음속에 혼란과 의심을 심어 착각을 일으키는 세뇌 전략입니다. 상대방 인생의 매 순간마다 진실에 반하는 의심과 혼란을 심습니다. 이 강력한 대인관계 전략의 핵심은 다음 한 문장으로 요약됩니다. "당

1) 역주: Harry Houdini(1874~1926)는 미국의 마술사로 탈출하는 묘기로 명성을 얻었음. 여기서 저자는 중독자가 자기 책임에서 교묘히 탈출한다는 의미로 Houdini의 이름을 차용함

신이 진실이라고 생각하는 일들은 단지 당신의 착각이다." 중독자들은 상황을 왜곡하고 진실을 뒤집는 데 많은 노력을 기울입니다. 그들 중 어느 한 명의 배우자에게 한 번 물어보세요. 공동의존 환자들은 수 년 동안 중독자에게 들었던 말과 후디니 책략의 영향 때문에 혼란스러운 마음으로 회복의 첫발을 내딛습니다. 후디니 책략의 효과로 중독자들은 항상 상대에게 잘못이 있다고 믿기에 결코 자기가 한 행동의 책임을 지지 않습니다. 중독자들은 자기가 옳다는 것을 증명하고자 현실을 왜곡하는데 주저하지 않습니다. 후디니 책략을 낚시에 비유하자면, 중독자는 낚시 바늘을 유유히 빠져 나가고 혼란에 빠진 공동의존 환자들만 전문적인 솜씨의 낚시 바늘에 낚여 책임과 고통을 짊어집니다.

이와 같이 중독자들은 책임을 비켜가기 위해 다양한 전략들을 사용해서 속임수의 그물을 칩니다. 그러나 이런 치명적 게임에 오로지 중독자만 참여하는 것이 아닙니다. 배우자와 파트너 또한 게임에 익숙합니다. 요점은 우리 모두가 삶에 대한 총체적 책임을 다하지 않는다는 것입니다. 여기서 저는 총체적이라는 단어에 강조점을 둡니다. 요약하면 다음과 같습니다. 우리가 어떤 행동을 하는 이유는 다른 누구 때문이 아니라 바로 자신이 어떤 사람인가에 달려있습니다. 우리 삶에 대한, 감정에 대한, 행동에 대한, 자존감에 대한, 신념에 대한 책임은 바로 우리 자신에게 있습니다. 통제할 수 없는 일들이 우리에게 다가올 때, 이에 대한 반응은 우리 책임입니다. 우리가 파트너의 행동에 많은 영향을 받고 있다면, 이 또한 우리 책임입니다. 즉, 우리는 자신의 두 발로 자립해서 서는 방법, 감정적으로 성숙하는 방법, 원하는 사람이 되기 위해 자신을 돌보는 방법을 배워야 합니다.

이제 우리는 책임을 회피하는 방법들을 알게 되었습니다. 여섯 번째 어리석음의 나머지는 배우자와 가족에게 진정으로 보상한다는 것이 어떤 의미인지 살펴보며 끝맺겠습니다.

결국 우리가 했던 행동의 실체를 있는 그대로 바라보게 되면, 우리는 지금까지 우리가 가장 사랑하는 사람들에게 영적인 상처를 주었음을 알게 됩니다. 이것은 나의 수치스러운 모습 즉, *경멸스러운 자기*를 바라보는 것을 의미하므로 힘든 일입니다. 그러나 만약 자신을 똑바로 마주하지 않는다면 *경멸스러운 자기*는 계속 그림자 뒤에서 우리를 조종할 것입니다.

우리는 매우 진지한 태도로 이 괴로운 단계를 밟아나가야 합니다. 사람들은 사과할 때 무릎을 꿇는데, 이런 행동에는 이유가 있습니다. 무릎 꿇음은 겸손 그리고 잘못에 대한 깊이 있는 시인을 상징합니다. 우리가 사랑하는 사람들에게 끼친 영적 상처를 직시한다면 우리는 보상할 준비를 갖추게 됩니다. 보상을 실천하는 동안 그들 앞에 무릎을 꿇는 것도 고려해야 합니다. 무릎을 꿇으면서 우리 잘못의 본질과 우리가 느끼는 후회와 슬픔, 상대에게 어떠한 영적 상처를 주었고, 과거 행동에 대해 어떻게 책임질 것인가에 대해 말할 수 있습니다. 우리는 상처 받은 사람에게 놓친 것은 없는지 질문해야 합니다. 그들에게 말할 수 있도록 격려해야 합니다. 그리고 끝으로 우리의 사과를 신뢰하는지, 진심이 느껴지는지 물어보아야 합니다. 상대방이 진심이 담기지 않은 부분이 있다고 이야기하면, 어떤 부분에서 그런 인상을 받았는지 물어보아야 합니다. 상대의 어떤 반응에도 열려 있어야 합니다. 그들의 말이 합당하다면 지적한 사실에 대해 재차 사과를 표현하고, 조만간 꼭 다시 보상할 것을 약속해야 합니다. 그 다음 우리를 진실하지 못하게 방해했던 문제들에 대해 계속 작업해야 합니다.

많은 사람들이 이렇게 말할지도 모릅니다. “말도 안돼요. 무리한 요구입니다. 사람이 어떻게 이렇게까지 할 수 있어요?” 진실은 수많은 남녀가 보상을 실천하였고, 이를 통해 그들의 삶은 정서적 자유를 되찾았으며, 자신의 잘못에 대한 책임을 다하여 자존감을 높였다는 것입니다. 이것은 실제로 가능한 일입니다. 하지만 정서적 자유를 얻고 자존감을 높이려면, 우리 삶을 지배하는 거짓 자존심이라는 괴물을 직시하고, 거짓 자존심의 지배로부터 벗어나야 합니다. 저는 이 글을 읽고 있는 모든 사람들이 아직 가보지 못한 새로운 길을 선택하길 희망합니다.

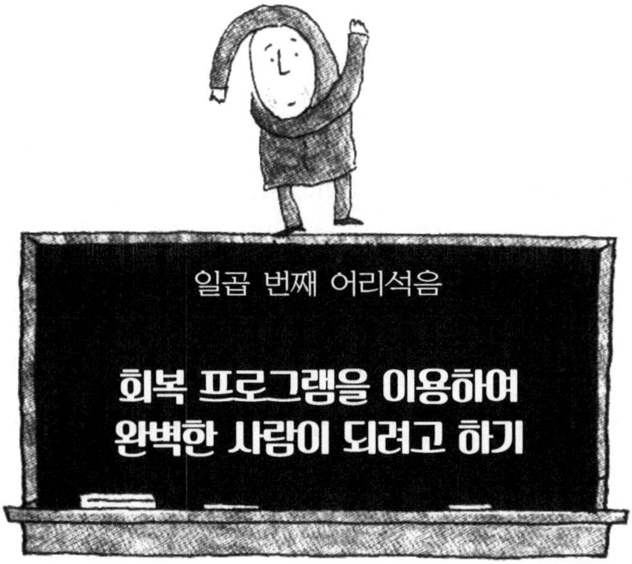
일곱 번째 어리석음
회복 프로그램을 이용하여
완벽한 사람이 되려고 하기

우리는 완벽한 사람이 되려고 인생의 많은 시간을 할애했습니다.
완벽은 잘못된 목표입니다.
이제 우리는 어떻게 하면 좀 더 사람다울 수 있는가 배워야 합니다.

믿기 힘들겠지만 우리가 가진 문제 대부분에 완벽주의가 도사리고 있습니다. 환자들에게 이 사실을 말하면, "제정신이세요? 저는 완벽주의자가 아니에요. 저는 무언가를 완벽하게 해본 적이 없어요."라는 반응을 대체로 보입니다. 완벽주의자의 문제는 모든 일을 완벽하게 실천하는 것이 아니라, 완벽해야 한다는 생각입니다. 문제는 우리가 스스로에게 강요하는 행동, 생각, 감정, 가치, 실천들의 기준과 관련이 있습니다. 하지만 여러 가지 삶의 기준을 세운다고 해서, 우리가 이대로 살아가는 것은 아닙니다. 많은 경우 우리는 이러한 불가능한 요구에 따라 *살아가지 못하며* 여기서 문제가 시작됩니다. 그럼 어떻게 완벽주의가 시작되고, 우리 삶에 주는 영향이 무엇인지 구체적으로 살펴보겠습니다.

뛰어난 정신분석가인 카렌 호나이Karen Horney가 언급한 대로 우리는 이미 아주 어릴 때부터 완벽해야 한다고 마음먹습니다. 이러한 생각은 사랑의 상실에 대한 근원적 불안에서 발생합니다. 인간은 모든 생물 가운데 가장 긴 시간을 양육자에게 의존하는 종(種)이라는 사실에 미루어 볼 때, 양육자가 자신을 사랑하지 않는다는 믿음에서 발생하는 불안은 매우 강력합니다. 그래서 자신이 완벽한 사람이어서 자기 존재의 중요성을 증명해 보인다면, 언제까지나 사랑받고 안정된 느낌을 얻게 될 것이라는 왜곡된 결론을 내리게 됩니다.

그 결과 우리는 이상적 자기 이미지를 만들어내는데, 이것은 완벽주의라는 허약한 뼈대를 기초로 만들어진 자기 개념입니다. 이상적 자기 이미지를 유지하기 위해 우리는 완벽주의의 세부 규칙을 따르며, 필수적 가치와 벌칙을 부과하는 자존심 시스템을 발달시킵니다.

자존심 시스템은 이상적 자기 이미지의 실현을 위해 일련의 해야만 하는 것들shoulds을 강요합니다. 우리는 반드시 이런 저런 방식의 일을 해야 하고, 느껴야 하고, 생각해야 하며, 만약 이를 이행하지 못하면 큰 대가를 치를 것이라 생각합니다. 완벽주의의 규칙을 따르는 동안 자존심 시스템은 결국 우리에게 죄책감과 수치심, 자기혐오의 감정을 유발합니다. 문제는 완벽이라는 목표입니다. 우리는 어떠한 대가를 치르더라도 완벽한 존재가 되려고 자신에게 압박을 가하고, 완벽하지 못한 모습은 거들떠보지 않습니다. 자신에게 부과하는 완벽주의의 압박에 대해 사람들의 반응은 저마다 다양합니다. 어떤 사람은 해낼 수 있다는 굳은 신념으로 완벽주의를 행동으로 실천합니다. 어떤 사람은 완벽주의라는 신앙을 섬기면서 자신을 드러내지 않고 평생 자신을 비하하며 살아갑니다. 어떤 이는 삶에서 물러나 완전히 인생을 포기하기도 합니다. 또 다른 사람은 완벽주의에 일부 적응하여 공격적인 사업가나 조용하고 나서지 않는 주부처럼 다른 모습들에 비해 사회적으로 용인되는 인생을 살기도 합니다. 하지만 이들은 모두 완벽이라는 그릇된 목표를 가지고 있으므로 결국 인생에 문제가 생깁니다.

알코올이나 약물문제가 있는 사람에게 완벽주의는 어떤 영향을 줄까요? 제 삶은 완벽주의의 영향력을 여실히 보여주었습니다. 저는 스스로 만든 불가능한 기준을 달성하기 위해서, 부족한 능력을 향상시키고자 술과 마약에 의존했습니다. 불가능한 기준들은 제게 부적격자라는 느낌과 함께 패배감, 수치심, 열등감을 안겼습니다. 하지만 마약은 부적격자라는 느낌을 잊게 해주었고, 이상과 현실의 괴리에서 오는 둔하고 욱신거리는 통증을 견디게 도와주었습니다. 어느 날 마약을 멈추고 나자, 제 안의 완벽주의라는 악마를 직면하게 되었습니다. 그러나 이 집요한 작은 악마는 제가 회복하는 동안 줄곧 뒤를 쫓아왔습니다.

돌이켜보면 저는 과거에 달성하지 못한 것을 이루기 위해 AA의 12단계를 시작했습니다. 저는 회복에 대한 새롭고 강력한 지식으로 무장했고 마침내 완벽에 이를 수 있다는 그릇된 믿음에 빠졌습니다. 그렇습니다. 저는 AA의 멤버들이 싫어하는 타입이었습니다. 저는 “완벽한 AA 프로그램”을 실천했고,

제 조언을 따르기만 하면 "완벽한 단주"를 할 수 있다며 다른 멤버들에게 흔쾌히 제 방식을 말했습니다. 저는 불안정하고 병적인 자기중심적 인간이었습니다. 완벽주의에 사로잡힌 사람들이 항상 그렇듯 제 삶은 흑과 백의 양극단을 오갔습니다. 어떤 일을 완벽하게 처리하지 못할 때면 잠깐 완벽주의를 벗어나기도 했지만, 대부분의 제 삶에 회색이란 없었습니다.

저는 자만심에 사로잡혀 있었습니다. 그러나 사실 아무도 완벽한 프로그램을 기대하지 않았습니다. 협심자는 제게 완벽을 요구하지 않았습니다. 완벽은 제가 가진 환상이었습니다. 자만심이 전혀 이질감 없이 무능감과 수치심이라는 감정과 공존할 수 있다는 사실은 놀랍기만 합니다. 저는 두 가지 상태가 이질적으로 보이나 같은 뿌리에서 나왔다는 사실을 깨달았습니다. 까닭을 알 수 없지만, 어느 날 불현듯 무릎을 '탁' 치며 깨달았습니다. 저는 회복을 시작한 뒤로도 과거와 같은 상태를 계속 추구하였습니다. 완벽한 사람이 되고자 했던 것입니다.

바로 그 순간 문제가 줄곧 제 뒤를 쫓아왔음을 깨달았습니다. 어떤 왜곡된 생각으로 평범한 사람이 되는 것으로는 충분하지 않다고 진심으로 믿었기 때문에, 저는 완벽한 사람이 되고 싶었습니다. 얼마나 제 자신을 궁지로 몰았던가요! 저는 평범한 인간인데, 인간으로 충분하지 못했습니다. 저는 완벽하지 않은데, 이를 받아들일 수 없었습니다. 이것은 궁극적 자기 소외입니다. 삶이 엉망진창이 되고 마약이 주는 도취감을 갈망했던 것은 어쩌면 당연한 일이었습니다.

저는 비로소 제 안의 자기거절self-rejection에 대해 깊이 숙고하기 시작했습니다. 이 여행은 다른 방향으로 저를 이끌었고, 자세한 내용은 이번 장의 범위를 벗어납니다. 한 가지만 밝히자면 저는 여러 가지 다층적 문제를 다루어야 한다는 사실을 깨달았습니다. 저는 어린 시절 원가족의 역기능과 직면해야 했고, 또한 인간에 대한 우리 문화 속에 잠재하는 부조리한 완벽주의적 생각들과도 마주해야 했습니다. 이렇게 치료의 길을 묵묵히 걸어가면서 정서적 단주emotional sobriety[1]에서 약간의 발전이 보이기 시작했습니다. 저는 자신을 거부하는 이유를 탐구하고 직면하기 시작했습니다. 수년 동안 치료에 참여하면서 다시 12단계를 실천하자, '나'라는 인간 자체를 받아들이고 존중하게 되었습니다. 오늘날 저는 있는 그대로의 내가 되고자 노력하고 있습니다. 바로 완벽하게 불완전한 인간이 되고자 하는 것입니다.

저는 가족치료의 개척자이자 제 멘토인 월터 켐플러Walter Kempler, M.D 박사가 한 말을 항상 기억하려고 애씁니다. "절대 완벽할 수 없다는 것을 깨닫고 있다면, 완벽하려는 노력은 잘못이 아니다." 건강한 자기 수용을 동반한 이런 깨달음을 통해 꿈속에서나 가능하다고 생각했던 평화와 평온을 현재의 제 삶에 실현했습니다. 정서적 미숙함을 해결한다는 측면에서 아직 가야할 길이 멀고도 험하지만, 지금까지 회복의 여정을 통해 중요한 몇 가지 단계를 지나왔습니다. 여러분도 같은 길을 걸어가기 바랍니다.

1) 역주: 소개 글 25~26쪽 내용과 소개 글의 역주5 참고

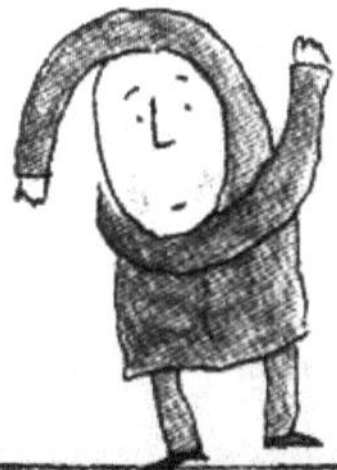

여덟 번째 어리석음

자기에 대한 관심과 이기심을 혼동하기

자기에게 관심을 기울이는 것과 이기심은 다릅니다. 자기에게 관심을 기울이는 사람은 타인을 배척하지 않고 포용합니다.
또한 우리 마음 한 곳에는 다른 사람에게 도움과 기쁨을 주려는 욕구가 있습니다. 전체 인격 안에서 이런 욕구들이 적절하게 균형을 이룬다면 자연스럽고 건강한 욕구가 됩니다.

AA 또는 12단계를 기반으로 하는 치료프로그램에 한 번이라도 참가해 보면 방만한 자기중심적 사고와 아집이 중독의 근본 원인이라는 것을 알 수 있습니다. 12단계 프로그램에 참여하는 많은 사람들은 이것을 오해하여 자신의 욕구를 추구하는 것을 '나쁘다'고 생각합니다. 그들은 회복을 위해 '자기'라는 단어의 '자'자가 존재해서도 안 되는 것처럼 생각하며, 모든 형태의 '자기'를 퇴치해야 할 악마로 여깁니다. 이런 생각은 "자기를 버리는 것"이 회복을 위한 첫째 목표가 되어야 한다는 오해를 낳습니다.

'자기'를 건강한 관점으로 바라보는 것은 중요합니다. 또한 우리는 자기를 잘 돌보는 방법을 배워야 합니다. 우리 가운데 많은 사람이 자기중심적으로 되는 이유는 감정적, 영적, 대인관계 측면에서 자신을 어떻게 돌보는지 모르기 때문입니다. 우리는 불안과 후회에 휩싸이거나 마음속에 근심이 가득할 때, 인간관계의 균형을 유지하면서 자신을 잘 보살피는 방법을 모릅니다. AA에 참가한 사람들 중 많은 이들이 자기에 대한 관점을 폄하하며 자기를 버려야 한다는 생각에 집착하는데, 이것은 여러 가지 이유로 문제가 됩니다. 여덟번째 어리석음에서는 이 문제에 대해 자세히 살펴보겠습니다.

여러분이 우리 사회와 문화 안에서 한 사람의 인격이 발달해 가는 과정을 유심히 살펴본다면, 다음과 같은 저의 생각에 동의하게 될 것입니다. 바로 우리 사회의 저변에는 사람들을 진정한 자기true self로부터 소외시키는 음모가 작동하고 있다는 것입니다. 우리는 태어나면서부터 진정한 자기의 소외를 경험합니다. 다음은 몇 가지 예들입니다.

아이를 잘 키우기 원하는 부모는 시간을 고정해서 아이에게 밥을 먹이라는 전문가의 권고를 듣습니다. 그러면 아이는 생리적 욕구가 아닌 시간표에 따라 밥을 먹게 됩니다. 아이가 울거나 화를 발산할 필요가 있을 때, 부모는 사회적 상황에 따른 당혹감이나 부모 자신의 기분에 따라 아이의 감정을 억누릅니다. 학교에서 활발한 아이는 오늘날 학교 교육의 특징이라 할 수 있는 소극적 학습 환경에 동화되어 에너지를 억압하는 방법을 배워야 합니다. 이렇게 우리는 사회가 요구하는 틀에 나를 끼워 맞추도록 교육을 받고, 조종을 당했으며, 때로는 애지중지 돌봄을 받기도 하면서 본래의 핵심 자기core self에서 멀어졌습니다. 우리는 사회가 요구하는 기준에 맞게 길들여졌는데, 이것은 사회의 인정을 얻기 위해 자기가 분열되고 조각났다는 의미입니다. 어떤 사회 비평가는 이런 길들여짐을 일종의 최면상태와 같다고 말했습니다. 우리는 현실처럼 생생한 꿈속에서 살고 있는 것입니다.

우리 역시 자기를 버려야 한다는 미신을 받아들여서 문제를 악화시키는데 한몫했습니다. 그러므로 우리는 심리적 범죄의 피해자인 동시에 가해자입니다. 우리는 스스로 생각하는 이상적 모습에 자신을 끼워 맞추고자 중요한 자기의 핵심에서 멀어졌습니다. 우리는 사회 그리고 부모와 함께 공모하여 치명적인 음모에 동참했습니다. 부모, 우리를 돌보던 육아 도우미, 조부모, 교사, 스승, 배우자, 연인, 직장 동료와 상사 등의 사람들과 마찬가지로 우리 역시 잘못이 있습니다. 우리 스스로 거듭 반복해서 진정한 자기를 외면했고, 결국 완전히 망각했습니다. 우리는 각자 맡고 있는 역할 외에는 자신이 어떤 사람인지 모릅니다.

이것은 정신질환과 인간의 고통을 이해하는 흥미로운 관점입니다. 우리가 경험하는 고통은 진정한 자기를 소외하는 것에 비례합니다. 다른 말로 하면 우리가 "편하지-않은(dis-ease)" 정도는[1] 진정한 자기로부터 얼마나 분열되고 멀어졌는가, 즉 얼마나 단절되었는가에 좌우됩니다.

회복은 구조 작전입니다. 잃어버린 자기 즉, "분열되고 단절된 우리 존재의 일부"를 구조해야 하는 것입니다. 온전한 내가 되려면 자기의 모든 부분을 통

1) 역주: disease는 질병이라는 뜻이므로, 병에 심하게 걸려있는 정도라는 중의적 의미

합해야 합니다.

회복을 설명하는 다른 관점은 어느 시점에서 멈춰 버린 정서적, 영적 발달의 과정을 다시 시작하는 것입니다. 중독의 영향 때문에 우리 대다수가 심리발달의 매우 초기 단계에 머물러 있습니다. 회복은 심리 발달의 과정을 재시작해서 지금까지 중단되었던 수업을 마무리 짓는 것입니다.

지금부터 모두가 직면해야 하는 특별한 주제에 대해 논하겠습니다. 우리 내면에는 다른 사람에게 기쁨을 주려는 이타적 욕구와 나의 이익을 추구하는 개인적 욕구라는 강력한 두 가지 힘이 항상 갈등합니다. 보통 우리는 두 가지 욕구를 동시에 충족시키는 방법을 모릅니다. 그래서 우리는 나만 아는 이기적인 사람이 되거나, 반대로 나를 희생하여 남을 위해 무리하게 애쓰는 사람이 됩니다.

이 두 가지 힘의 본질에 대해 살펴보죠. 첫째, 타인을 위하고 도와주는 이타적 욕구입니다. 나에게 중요한 누군가에게 기쁨을 선사하고, 사람들을 도와주며 함께 어울리고 싶은 욕구는 누구나 가지고 있습니다. 인간은 사회적 동물이고 집단을 이루어 살아갑니다. 의학과 사회학의 최신 연구들은 생존을 위한 사랑의 중요성을 증명했습니다. 누군가를 사랑하고 있을 때, 우리는 더 오래 살고, 질병에서 회복이 빠르고, 범죄율이 낮고, 더 나은 삶을 살아갑니다.

저는 이타적 욕구가 우리의 DNA 속에 깊이 각인되어 있다고 믿습니다. 어린 아이가 생존하려면 부모와 안정된 애착을 형성해야 합니다. 이타적 욕구는 부모-자식 간의 애착을 강하게 만들고, 그 결과 아이의 생존 가능성이 높아집니다. 부모-자식 사이의 애착이 약하거나 불안정하면 아이는 성장 과정에서 심각한 악영향을 받습니다. 예를 들어 아이가 부모와 적절한 애착을 형성하지 못하거나 출생 시부터 애착형성에 장애물이 있다면, 부모가 아이를 학대할 가능성이 훨씬 높아집니다.

우리 삶에 영향을 주는 두 번째 힘은 자신의 욕구에 따라 원하는 삶을 살면서 개인의 완성personal mastery을 추구하는 개인적 욕구입니다. 개인적 욕구 역시 우리의 생존에 중요한데, 우리를 성취 가능한 최상의 상태에 도달하게 만들기 때문입니다. 개인적 욕구는 인간 성숙과 발전의 원동력입니다.

우리들 대다수는 타인을 위하는 이타적 욕구와 자기를 위하는 개인적 욕구 사이에서 갈등을 겪는데, 이 갈등은 평생 동안 친밀하게 지내는 모든 사람들과의 관계에서 드러납니다. 우리는 나를 잃지 않고 남에게 기쁨을 주는 방법을 모릅니다. 다른 말로 자기를 위한 개인적 욕구를 희생하지 않으면서 부모나 배우자와 좋은 관계를 맺고 유지하는 방법을 모릅니다. 즉 나의 중심을 잡으면서 동시에 부모나 배우자와 상호 협력하는 방법을 모릅니다. 마치 침대에서 자는 동안 좌우 어느 한쪽으로 계속 떨어지는 사람과 같습니다. 우리는 부모나 배우자의 뜻에 복종해서 그들에게 기쁨과 도움을 주거나, 반대로 그들을 지배해서 우리 요구를 따르게 만듭니다. 또는 부모나 배우자로부터 도망치고 멀어져서 분리, 분열, 단절하고, 혹은 정서적으로 고립되어 벽을 쌓기도 합니다. 타인을 위한 욕구와 자기를 위한 욕구를 통합하지 못하면 온전함integrity을 실현할 수 없습니다. 좌우의 중심을 잡지 못하면 부모나 배우자에게 다가가길 원하든 멀어지길 원하든 관계없이, 그들에게 감정적으로 융합되어 그들의 영향 아래에서 지배받게 됩니다.

마음이 고립된 상태에서는 다른 사람들과의 정서적 연결로(즉, 정서적 의존으로) 그들에게 지배당한다는 사실을 깨닫기 힘듭니다. 우리는 독립적으로 행동한다고 착각합니다. 독립은 개인적 욕구를 추구하는 것이 아닙니다. 정서적 의존의 영향으로 다른 사람에게서 멀어지고자 한다면, 사실상 아직도 이런 정서에 지배당하고 있는 것입니다. 정서적 의존은 우리를 고립으로 내몹니다.

저는 우리가 이기심에 빠질 때 이와 같은 상황이 벌어진다고 생각합니다. 정서적 의존을 해결하기 위한 목적으로 독립을 시도하면 이기심에 빠집니다. 이때 우리는 개인적 욕구를 존중한다고 생각하지만 사실은 그렇지 않습니다. 이기심은 가짜-독립입니다. 이기심은 개인적 욕구에 기반을 둔 독립적 행동이 아니라, 정서적 의존에 영향을 받은 반응입니다. 남에게 지배받기 바라는 사람은 없으며, 누구나 지배당하지 않으려고 노력합니다. 우리는 마음속에서 벌어지는 일이 우리를 노예로 만든다는 사실을 모릅니다. 대신 우리는 비난의 화살을 외부로 돌려 진짜 문제를 무시합니다. 진짜 문제란 바로 타인에 대한 우리의 정서적 의존, 즉 우리 스스로 부가한 압력 때문에 우리 인생이 얼마나 타인의 지배를 받는가입니다. 이기심은 정서적 의존을 완화시키려는 의도의 가짜-독립입니다. 확연히 갈등하고 있는 우리 안의 여러 욕구들을 통합하려는 자아실현의 의지는 매우 강력합니다. 그래서 만약 욕구들이 통합되지 못하면 심각한 정서적, 신체적, 영적 문제가 나타나서 우리에게 경고를 줍니다.

진정한 정서적 성장을 이루고 싶다면 우리에게 존재하는 모든 중요한 것들을 존중해야 합니다. 여기에는 타인을 도와주려는 이타적 욕구와 내가 원하는 사람이 되고자 하는 개인적 욕구가 포함됩니다. 의식적인 노력을 통해 이 두 가지 힘이 균형을 이룰 때, 온전함integrity과 완전성wholeness을 성취하게 됩니다. 다시 말해 자아실현을 이룩합니다. 갈등이 있을 때는 균형을 이루어 중심을 잡도록 노력해야 합니다. 자신의 개인적 욕구를 존중하고 동시에 상대방의 개인적 욕구 또한 존중하도록 성의를 다해야 합니다. 반드시 예상되는 일이지만, 대인관계에서 갈등이 생기더라도 관계를 유지해야 합니다. 우리는 타인을 지배하지도 타인에게 지배당하지도 말아야 하며, 또한 정서적, 신체적으로 도망가서도 안 됩니다. 이러한 건전한 긴장을 통해 진실한 성장이 이루어지며, 이것이 그동안 우리가 빼먹은 인생수업 가운데 하나입니다. 제 멘토인 월터 켐플러Walter Kempler박사는 이 과정을 다음과 같이 표현했습니다. "모든 손을 한 곳에 모읍시다."

이기심과 자기에 대한 관심을 혼동하면 꼼짝달싹 못하게 됩니다. 이러한 혼동은 자기를 파괴하고 패배시킵니다. 그러면 이기적이지 않으려고 자신의 이익을 위한 행동을 못합니다. 자기에 대한 관심은 이기심이 아닙니다! 우리 자신과 우리의 실존, 우리의 삶을 존중하는 것은 이기적인 일이 아닙니다. 자기를 존중하고, 돌보는 방법을 배우는 것이야말로 회복의 특징입니다.

나를 존중할 때 비로소 온전함을 실천하기 위해 최선을 다하게 되고, 우리 안에 있는 모든 욕구들을 존중하게 됩니다. 우리는 남을 도와주려고 노력하면서 동시에 자신의 감정도 존중해야 됩니다. 누군가의 욕구를 희생시키지 않고, 정당히 나의 욕구를 주장하고자 노력해야 합니다. 나를 돌보기 위해 혹은 내 기분을 더 좋게 만들기 위해 남을 이용하지 않고, 내 감정과 욕구에 대해 스스로 책임지고 균형감을 갖추고자 최선을 다해야 합니다. 이러한 과정을 실천하면서 자기를 잃지 않고 삶의 가치를 추구해야 합니다. 자신을 잘 돌본다면 홀로 서는 법을 배우게 될 것입니다. 이러한 노력들의 결과 빌 윌슨 Bill Wilson이 언급한 "정서적 단주emotional sobriety"[2)]라는 마음의 평화와 평온이 찾아옵니다. 12단계 프로그램을 집중하고 실천하면 우리 삶에도 정서적 단주가 가능합니다. 묵묵히 회복의 길을 걸었던 수많은 선배들이 존재하며, 그들은 우리가 같은 길을 걸을 수 있도록 돕는 것을 큰 영광으로 생각합니다.

2) 역주: 소개 글 25~26쪽 내용과 소개 글의 역주5 참고. 빌 윌슨은 회복을 위해서는 단순히 술을 멈추는 것에서 더 나아가서, 감정의 조절을 통한 개인의 성장을 강조했음

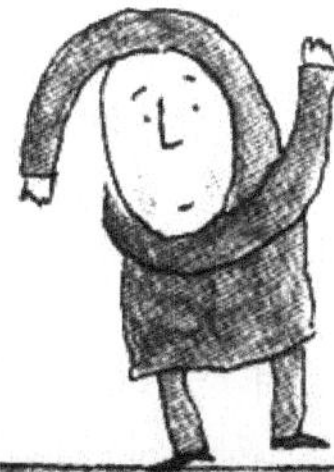

아홉 번째 어리석음

무의미한 자기성장 게임에 빠지기

회복은 정직을 요구합니다.
자기 자신과의 게임은 부정직하며, 문제를 외면하는 행동입니다.
게임은 문제를 회피하려고 교묘한 전략을 사용하는 것입니다.
문제의 회피는 궁극적으로 회복 과정을 파괴합니다.

중독에서 회복하기 위해 요구되는 가장 중요한 기술은 자신에게 정직하기입니다. 「빅북」 58쪽[1]에는 다음 문구가 있습니다. "극심한 감정과 정신적 질환으로 고통을 받는 사람들도 있지만, 만약 그들이 정직해질 능력을 가지고 있다면 회복할 수 있다." 우리의 혐오스럽고 직면하기 힘든 점들을 회피하지 않고 성찰하는 능력을 갖출 때, 우리는 회복 프로그램을 견고하게 만드는 절호의 기회를 맞이하게 됩니다. 회복의 길을 묵묵히 걸어온 사람들은 대부분

1) 역주: 한글판 「익명의 알코올중독자들」 3판 58쪽, 2판은 77쪽

자기기만을 극복하는 경험을 반복했습니다. 그동안 우리는 진실이 너무나 괴로웠기에 자신과 타인에게 정직하지 못했습니다. 우리는 진실로부터 도망쳤고, 거듭 진실을 왜곡하고 기만했습니다. 우리는 자기 기만술의 고수입니다.

회복은 중독과 완전히 반대입니다. 중독의 특징이 속임수와 자기기만이라면, 회복의 특징은 솔직함과 정직입니다. 회복하려면 180도 다른 행동이 요구됩니다. 그동안 우리가 해왔던 일들을 반대로 해야 합니다. 아홉 번째 어리석음을 읽는 동안 이것을 유념하기 바랍니다. 마음을 열고 개방된 태도를 유지하세요. 도망치고 싶은 유혹을 이겨내세요. 앞에서 언급한대로 있는 그대로 마주하기 괴로운 순간도 있을 것입니다. 그러나 정직하면 자유로워진다는 사실을 기억하세요. 그럼 시작해 봅시다!

단언하건대 진실로 자신에게 정직하다면 게임을 즐기는 나를 발견하게 될 것입니다. 저나 여러분이나 모두 게임을 합니다. 우리는 모두 한 손에 라켓을 들고 있습니다. 우리는 자기 자신과 그리고 타인과 게임을 합니다. 깨닫지 못하는 사이에 게임은 우리를 구속합니다. 게임은 감정을 미숙하게 만들고 타인에게 정서적으로 의존하게 만듭니다. 게임에 빠지는 일반적인 이유는 사람들을 조종하여 정서적 지지를 얻고 간접적으로 인정받으려는 목적이거나, 또는 타인을 희생시킨 대가로 자신의 자존감을 지키기 위함입니다. 다음은 사람들이 흔히 즐기는 게임의 모습들입니다.

• **무력한 해리.** 무력한 해리는 스스로 생각하지 못하는 사람처럼 보입니다. 해리는 남의 말에 민감한 사람인데, 누군가 조언을 해주지 않거나 자신의 선

택을 남이 인정하기 전에는 아무것도 못합니다. 그는 자신의 모든 행동에 의구심을 품습니다. 해리는 실수를 반복하며, 사람들로 하여금 자신을 능력 없고 삶에 적응하지 못하는 인물로 생각하게 유도합니다. 거짓 무력감이라는 해리의 전략으로 사람들은 해리에 대해 고민하고 조언해 줍니다. 해리는 틀릴지 모른다는 불확실성 때문에 혼자서 결정하지 못합니다. 위험부담을 감내하기 싫어서 사람들에게 자기 문제를 고민하게 만들고, 조언을 들어야 안심합니다. 해리는 이 게임에 능숙해서 자신의 결정을 대신 책임지는 마음씨 좋은 치료자와 동료를 구하는 능력이 뛰어납니다. 불행히도 해리는 결코 성장할 수 없습니다. 본인이 선택할 결정을 남에게 미루고, 행동에 대한 지지를 얻고자 남을 조종하기 때문에 정서적, 영적으로 성장하지 못하는 것입니다.

- **덫을 놓는 베르타.** 베르타 인생의 목적은 사람들에게 "딱 걸렸어!"라고 말하는 것입니다. 이것은 사람들과의 관계에서 한 발 우위에 서려는 의도입니다. 베르타는 매우 영리한 방법을 사용합니다. 자세히 살펴보면 그녀는 우선 도움과 조언을 구하는 척합니다. 그러나 누군가 그녀에게 조언하려고 하면 즉시 조언을 거부하고 논쟁을 벌입니다. 베르타가 정말 원하는 것은 도움이 아니라, 주변 사람들을 무능력하게 만드는 것입니다. 즉, 그녀의 목적은 사람들에게 무력감을 안기는 것인데, 왜냐하면 무력감은 사실 그녀가 내면 깊이 느끼고 있는 감정이기 때문입니다. 그래서 덫을 만들어 온종일 기다리다, 어느 인간성 좋은 자선가가 덫에 걸려 도와주려고 하면, 바로 도움을 거부하는 게임을 즐깁니다.
- **자기를 비하하는 샘.** 샘이 즐기는 게임은 항상 실수하는 것입니다. 잘했

건 못했건 상관없이 샘은 언제나 자기 존재를 사과하며 살아갑니다. 그는 모든 일에서 자신의 실수를 발견합니다. 그는 언제나 틀리고, 부적합하고, 무능력한 사람입니다. 그가 사용하는 전략은 스스로를 패배자이며 무능력한 사람이라고 말해서, 다른 사람들로 하여금 '사실 샘, 당신은 매우 훌륭해요'라고 말하도록 유도하는 것입니다. 샘이 이런 게임을 하는 동안 어느 누구도 샘에게 진심으로 화내지 못합니다. 항상 자신을 비하하는 사람에게 어떻게 화를 내겠습니까? 이것이 샘이 하는 게임의 이익 가운데 하나입니다. 마치 착한 사람이 넘어졌는데 걷어찰 수 없는 것처럼, 자기 비하라는 방법으로 샘은 사람들의 분노를 피해갑니다.

지금까지 소개한 게임 외에도 회복 과정에 있는 많은 사람들 역시 게임을 즐기는데, 저는 이를 회복 게임recovery game이라고 부릅니다. 회복 게임의 목적 또한 위에 소개한 게임들과 같습니다. 차이점은 회복 게임에 참여하는 사람들은 게임의 진짜 목적을 감추려고 치료 또는 12단계 프로그램을 이용합니다. 자주 나타나는 몇 가지 회복 게임들을 소개하겠습니다.

• **영적인 샐리.** 샐리는 영적인 삶에 헌신하는 행동을 통해 곤란한 상황을 회피합니다. 그녀는 대인관계에서 갈등이 생길 때마다, 극단적으로 올바른 사람이 되어 영성spirituality 뒤에 숨습니다. 샐리는 상대방이 영적 프로그램을 충실히 실천한다면, 자신과의 관계에 문제가 생기지 않는다는 입장입니다. 이는 자신은 문제없고, 모든 잘못이 상대방에게 있다고 생각하는 태도입

니다. 그녀는 세상 사람들이 자기만큼 영적이라면 갈등이 없을 것이라 생각합니다. 한 가지 사례를 들어보죠. 제인은 회복을 향한 부단한 노력으로 12년을 단주했습니다. 그녀는 자신이 이해하는 위대한 힘과 깊은 결속을 맺었으며, 위대한 힘과의 의식적인 접촉을 통한 가치 있는 경험들을 AA에서 함께 공유했습니다. 제인은 남자친구인 테리와 함께 저를 방문했는데, 당시 테리는 5년 동안 단주를 유지해 왔습니다. 여느 커플들이 그렇듯이 제인과 테리는 서로 관계가 깊어지면서 점점 갈등이 나타나기 시작했습니다. 상대가 나에게 중요해질수록 관계가 더 힘들어지기 마련입니다. 제인과 테리의 문제점은 갈등을 해결하는 방법에 있었습니다. 다음과 같은 상황이 자주 발생했습니다. 테리가 제인의 의견에 반대할 때마다 제인은 대화를 거부하고 물러났습니다. 테리는 항상 개별적으로 모임에 참석하자는 제인의 주장에 반대했습니다. 테리도 일반적인 상황에는 제인에게 동의했지만, 일부 특별한 경우에는 함께 AA에 참여하고 싶다고 말했습니다. 이 때 제인이 그저 '그것은 별로 좋은 생각이 아니에요'라고 말했다면 좋았을 겁니다. 대신 제인은 AA에 연인이 함께 참석하는 것은 치료에 도움이 되지 않는다며 권위적인 태도로 반대했습니다. 테리가 반대 의사를 표현할 때 제인은 테리의 의견을 일축하고는, 그의 생각을 고려하지 않고 더 이상의 대화를 거부하고 홀로 침잠했습니다. 그러면서 그녀가 테리에게 한 말이 게임의 핵심입니다. *"당신이 좀 더 단주해 보면, 이해하게 될 거에요."* 제인은 자신이 대화를 회피하며, 테리에게 우월감을 가지고 있음을 알아차리지 못했고, 그 대신 자신이 더 건강한 것처럼 위장하면서 자기주장을 합리화했습니다. 제인의 행동은 테리를 매우 당혹스럽게 만들었습니다. 테리는 제인의 회복을 존경해왔기 때문에 그녀 말에 반대하기 힘들었습니다. 제 말은 누군가와 한창 다툴 때, 절대 관계를 단절하거나 혼자 있지 말라는 의미가 아닙니다. 서로 거리를 두고 혼자만의 시간이 필요할 때가 있습니다. 단, 이 경우에도 상호간의 소통을 유지해야 합니다. 나의 필요로 혼자 있는 시간(타임 아웃)을 가진다면 그것은 괜찮습니다. 그러나 상대방에게 필요하다고 생각되어서, 타임 아웃을 가지자고 상대를 설득하는 것은 건강하지 못합니다. 건강한 관계라면 나를 스스로 돌보고, 마찬가지로 상대방도 스스로 돌보게 도와주어야 합니다. 제인의 게임에서는 이러한 원칙들이 지켜지지 않았습니다. 간단히 말하면 제인은 자신은 옳고 테리는 틀렸다는 생각을 강요했습니다. 그녀는 자기만 옳다고 생각했고, 그녀 뜻대로 테리를 조종했습니다. 우리가 이 게임에 빠지면 영성이라는 가면 뒤에 진짜 의도를 숨깁니다. 저는 제인과 테리가 모임에 함께 참석해야 한다고 생각하지 않습니다. 자기만 옳다는 식으로 테리를 설득하지 않는다면, 그녀는 자기 느낌을 표현할 권리를 가지고 있습니다. 제인은 모임에 테리와 같이 참여하기 싫다고 말할 권리가 있습니다. 제가 비판하는 점은 제인이 자신의 입장을 표현하는 방식입니다. 그녀는 테리가 충분한 시간 단주하지 못했다는 암시를 주면서 테리의 감정을 묵살했습니다. 이것은 상식 밖의 행동입니다. 만약 제인이 그저 자신의 입장을 밝히고, 테리의 실망감을 눈치채고 회복 과정의 느낌을 공유하기 바라는 남자 친구의 마음을 이해한다면, 그녀는 훨씬 더 건강한 회복의 토대 위로 올라서게 될 것입니다. 이것은 테리를 조종하는 것과 하늘과 땅 차이입니다. 그러므로 여러분이 만약 이런 상황을 맞이한다면 단도직

입적으로 말하세요. 비록 자신의 입장이 불합리하게 느껴지더라도, 숨기는 것보다 표현하는 것이 중요합니다. 그 때 우리는 최소한 진실합니다.

• **'다음에' 이안.** 이안이 즐기는 게임은 '다음에는 잘 할게요'입니다. 그는 미래의 시간 속에서 삽니다. 이안은 "다음에는 잘할 것"이기 때문에 모든 잘못된 행동을 정당화할 수 있습니다. 이안은 미래를 약속하며 살아갑니다. 하지만 그는 자신에게 정직하지 못하고, 진심으로 책임지지 않기에 실제로 행동이 변하지 않습니다. 그는 현재의 책임을 미래에 대한 약속으로 대신해서 책임을 회피합니다. 이안은 항상 현재를 벗어나 미래에 머뭅니다. 사람들에게 자기가 하는 약속을 믿게 만들려고 애쓰나, 정작 자신은 털 끝 만큼도 변하지 않고 현재의 곤경에서 자유롭고자 합니다. 이안이 즐기는 게임을 요약하면, "다음에는 잘 할께요"라는 말에, 사람들은 이안에게 분노하지 못하고, 실수를 책임지게 하지도 못합니다. 다음에 잘할 것이라는 약속은 보드게임의 위기 탈출 카드와 같습니다. 이안은 곤경에 처할 때마다 카드를 꺼냅니다. 이안의 문제는 결코 적절하게 보상하지 않는다는 점인데, 그는 미안하다는 말에 뒤따르는 행동이 없습니다. 오직 말 뿐입니다. 종종 환자들이 이안 같은 사람과 대인 관계에서 갈등을 겪으면, 저는 상대의 입 말고 발을 바라보라고 이야기해줍니다. 행동은 말보다 울림이 큽니다. 이안의 진정성을 가늠하는 판단 기준은 바로 행동입니다. 우리 행동에서 비롯된 문제를 말로 해결할 수 없습니다. 우리는 오직 행동으로 갚을 수 있습니다.

• **AA의 밥.** AA의 밥이 하는 게임은 지역사회에서 가장 열심히 AA에 참여하는 것입니다. 밥은 온종일 AA 프로그램에 대해 이야기합니다. 그는 회복을

이해하려고 열심히 공부하는 진지한 학생이지만, 불행히도 아는 만큼 생활에 적용하지 못합니다. 그가 가진 지식은 행동으로 융화되지 못합니다. 그는 말하는 대로 실천하지 못하지만, AA 모임이 곧 그의 인생이기에 이를 깨닫지 못합니다. 모임에서 그는 자신이 참여하는 게임의 최고 실력자입니다. 그는 회복의 원리에 대한 지식을 잘 이해하며, 자기가 가진 지식을 새로운 멤버들 그리고 오래된 멤버들과도 기꺼이 공유합니다. 밥은 모임에 참여하면 편안함을 느끼는데, 그 이유는 자신이 회복의 비밀을 모두 알고 있는 회복의 수호자이자 AA의 전문가라고 생각하기 때문입니다. 밥은 회복중인 다른 어느 누구보다도 더 많은 AA 모임에 참석하는 사실에 자부심을 가집니다. 그러나 AA 모임 밖에서 가까운 사람들과 갈등에 부딪히면 영락없이 실패하고 맙니다. 갈등에 대처하는 AA의 슬로건이나 상투적 문구를 사용할 수 없는 상황에서 그는 혼란에 빠지고 불확실해집니다. 밥이 하는 게임은 여전히 무능감에 고통스러워하는 자신을 숨기기 위해 회복을 이용하는 것입니다. 밖에서 바라본 밥은 훌륭하지만, 내면의 현실은 다릅니다. 그는 오즈의 마법사입니다. 오즈의 마법사는 전지전능하게 보이지만, 커튼 뒤의 진실은 인간 이상도 이하도 아닙니다. 밥은 AA 뒤에 숨어 지냅니다. AA는 커튼이고 모임은 밥이 사는 오즈의 세계입니다. 그는 사실 자신의 생활에 프로그램의 원칙들을 어떻게 적용하는지 모르는데, 현실이 너무나 부끄럽기에 인정하지 않습니다. 밥은 거짓 자존심 때문에 커튼 밖 세상으로 나오지 못하며, 프로그램의 원칙들을 삶에 통합하지 못한 자신을 직시하지 못합니다. 모르면서도 "알고 있다"고 생각하면서 자신을 기만합니다. 하지만 회복을 시작한 이후로 밥에게 본질적인 진전이 전혀 없었다는 의미는 아닙니다. 아직 그에게는 가야 할 길이 더 남아 있다는 의미입니다. 그가 가야 할 다음 단계는 회복에 대한 지식들을 삶 속에 씨줄과 날줄로 엮어내는 일입니다.

- **'내 방식대로' 제프.** 제프는 양의 탈을 쓴 폭군입니다. 제프는 자기가 더 오래 단주했거나 회복했다는 이유로 친구들과 자기가 후원하는 사람들에게 자기 방식을 강요합니다. 제프는 사람들에게 가장 좋은 것을 다 안다는 듯이 행동합니다. 무엇을 하고, 어떻게 움직이며, 어떤 원칙을 고수해야 하는지 선뜻 조언하나, 정작 자기 언행의 불일치를 모릅니다. 자신이 남에게 말하는 원칙대로 살아가지 못함을 깨닫지 못합니다. 한 가지 예를 들겠습니다. 저는 제프를 협심자로 삼고 있는 빌이라는 사람을 진료했습니다. 빌은 제프가 좋았고 여러 방면에서 도움을 준다고 느꼈습니다. 그러나 빌이 재혼한 아내와 딸 사이에서 괴로워할 때, 제프는 도움을 주는 폭군이 되었습니다. 제프는 빌이 겪는 갈등을 깊이 경청하지 않았습니다. 제프는 '이렇게 해요. 그렇지 않으면 당신은 나쁜 아빠입니다'라는 식의 흑백논리에 갇힌 조언을 했습니다. 제프는 아내는 무시하고 딸의 요구를 우선해야 한다고 강조했습니다. 재혼한 아내가 딸에게는 계모라는 점을 생각해보면 이는 자살행위와 같습니다. 재혼가정에서 한쪽으로 애정이 편중되면 심각한 문제를 초래할 수 있는데, 빌은 이를 톡톡히 경험했습니다. 협심자 제프의 조언으로 빌 부부의 문제는 더 악화되었습니다. 제프는 빌의 부인에게 공감하지 못했고, 따라서 빌과 가정문제를 의논할 때 부인의 감정을 고려하지 못했습니다. 빌이 너무 한 쪽으로 치우친 조언이 아니냐며 의문스러워하자, 제프는 분노와 실망을 노골적으로 드

러냈습니다. "빌, 당신은 사내답지 못하군요" 제프의 말에 빌은 부끄러워하며 아무 말도 못했습니다. 제프의 말은 신성불가침의 영역이었고 거부할 수 없었습니다. 제프는 자기가 맡은 신입 멤버가 자신에게 도전하면 선을 넘지 말라는 메시지를 분명히 보냈습니다. 우리 주변의 많은 제프들은 자신의 지식을 활용하여 사람들을 조종하고 굴복시키는데 비상한 두뇌와 재능이 있습니다. 만일 방법이 통하지 않으면 회복 경험을 말하고 허세를 부리면서 자기 생각을 따르게 만듭니다. 저는 제프와 같은 이들이 전혀 도움이 안 된다고 생각하지 않습니다. 왜냐하면 맹점이 나타나기 전까지 그들은 우리에게 큰 도움과 통찰을 제공하기 때문입니다. 맹점이 나타나기 시작하면, 우리는 그들이 모든 것을 아는 사람이 아니라는 사실을 깨닫게 됩니다. 그때 협심자는 위험한 존재가 될 수 있습니다. 협심자가 훈련을 받지 않고 일정한 자격을 갖추지 않은 상태에서 부부 상담가나 치료자 역할을 하면 치명적인 결과를 초래할 수 있습니다. 그러므로 협심자 또한 맹점과 한계가 있음을 이해하고 기억해야 합니다.

- **'그저 사이좋게 지내요' 루이즈.** 루이즈는 모두가 행복하기를 바랍니다. 어떤 상황이더라도 행복 또 행복... 행복이야말로 루이즈가 추구하는 삶의 가치입니다. 루이즈는 극단적 낙천주의자입니다. 루이즈 같은 낙천주의자는 바라보기만 해도 납이 금으로 바뀝니다. 그녀는 문제꺼리를 저평가하고 축소하는데 천부적 재능이 있습니다. 하지만 루이즈의 마음속 진실은 사람들과의 관계를 있는 그대로 바라보기 싫다는 것입니다. 왜냐하면 사람들과의 관계를 있는 그대로 바라본다는 것은 루이즈가 사람들을 통제할 능력이 없음을 인정

하고, 관계에서 오는 갈등을 고스란히 감당해야 한다는 의미이기 때문입니다. 루이즈가 하는 게임은 긍정적 사고를 통해 사람들과의 갈등을 회피하는 것으로, 프로그램을 더 훌륭히 실천하면 화 낼 일도, 원한이 생길 일도, 논쟁할 일도 없을 거라고 모두에게 말하고 다니는 것입니다. 루이즈가 깨닫지 못한 사실은 우리가 분노와 원한의 감정을 해결할 수 있다는 것입니다. 루이즈는 자기 안에 도사리는 분노와 원한에 소스라치게 놀랐습니다. 그래서 더 이상 이런 감정을 느끼지 않으려고, 사람들을 조종해서 갈등을 회피했습니다. 이 얼마나 끔찍한 저주입니까? 그녀는 관계에서 오는 갈등이 두려워 평생 살얼음판 위를 조심스럽게 걸어왔던 것입니다.

- **'아무 소용없다'는 노만.** 노만은 극단적 비관주의자입니다. 그는 더 이상 실망하고 싶지 않기에 삶이 변할 수 없다고 믿습니다. 실망과 자기혐오의 감정이 두려워 삶에 대한 기대치를 낮추었습니다. 만약 컵 안에 물이 반이 들어 있다면, 물이 반이나 남았다고 생각하는 대신 반이나 비었다고 생각합니다. 노만은 낙관적인 사람들은 합리적이지 못하다고 믿기에, 그들을 '비현실적'이라 생각합니다. 그는 너무 비관적이고 늘 우울감에 빠져 있어서 사람들과 어울리지 못합니다. 그는 삶을 포기했습니다. 인생을 잘 살아갈 수 있다는 믿음이 없기에 인생을 포기하고 더 이상 노력하지 않습니다. 노만은 흔히 낙오자라 불리는 사람들 가운데 한 명입니다. 어떤 사람은 노만 안에 있는 잠재력을 알아보기도 하나, 정작 본인은 모릅니다. 노만은 자신을 버렸습니다. 그는 회복이 약속하는 기쁨을 결코 누리지 못할 것입니다.

지금까지 살펴 본 것은 회복과정에서 사람들이 즐기는 게임들 가운데 일부입니다. 여러분이 어떤 게임에 참여하고 있는지 스스로 찾아보세요. 이런 게임들로 우리의 인간적 자유가 감소한다면, 무의미한 자기성장 게임에 빠져있다는 것을 알 수 있습니다. 게임에 빠지는 이유를 삶의 관점에서 바라보면, 인생의 어려움에 대처할 수 있다는 자기확신이 부족하기 때문입니다. 이런 게임들은 지지와 인정을 받고자 타인을 조종하려는 목적을 가지고 있기에, 자기파괴적이며 스스로를 제약합니다. 자신을 위해 스스로 하지 못한 일을 남을 조종해서 이루려 한다면, 비록 그것이 자기성장을 위한 일이더라도 결국 재앙이 됩니다.

게임은 인간적 성숙을 방해하고 책임을 회피하게 만듭니다. 더불어 게임은 우리를 구속하고 미숙한 감정 상태에 머물게 합니다. 선택권은 우리에게 있습니다. 그 본질이 무엇이든 모든 선택에는 딜레마가 존재합니다. 게임을 지속한다면 정서적으로 미성숙해지며, 소중한 사람들로부터 멀어지게 되고, 우리에게 도움을 주는 사람들에게 좌절감을 안기게 될 것입니다. 성장을 선택한다면 고통이 따를 것입니다. 마주하기 싫은 자신의 모습을 정면으로 응시해야 할 것입니다. 자신과 타인에게 정직해야 할 것입니다. 그동안 회피했던 감정들을 느껴야 할 것입니다. 하지만 지금껏 상상하지 못했던 인간적인 자유를 느끼게 될 것입니다. 선택권은 우리에게 있습니다.

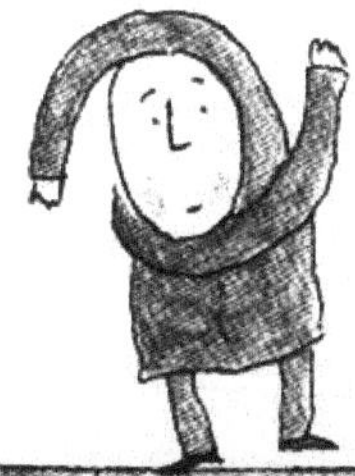

열 번째 어리석음

대인관계 문제에 도움을 구하지 않기

재발을 일으키는 세 가지 주요 원인 중 하나는 역기능적 대인관계입니다.

최근에 저를 방문했던 어느 부부의 사례를 소개하겠습니다. 2년 전 서로를 처음 만나 사랑에 빠진 월터와 캐리 두 사람은 젊고 매력 넘치는 훌륭한 커플입니다. 월터는 5년 이상 회복해왔고 캐리는 최근 단주를 시작했습니다. 그들의 삶은 여러 가지 약속들로 가득했고, 목표와 가치관이 비슷해서 즐거운 시간을 함께했으며, 교제를 시작한지 얼마 지나지 않아 결혼에 골인했습니다. 하지만 곧 결혼생활의 다양한 도전과 스트레스, 어려움들이 그들에게 찾아왔습니다. 여러 방면에서 복잡한 문제들이 생겼는데, 그 중 하나는 월터와 그의 전처 사이의 아들 문제였습니다. 월터는 아들의 공동양육권을 신청했는데, 캐리는 예상치 못한 월터의 행동에 배신감을 느꼈습니다. 결혼 전 월터는 아들과는 단지 부자지간의 표면적 관계만 유지하고, 과거와 선을 그어서 새로운 결혼 생활에 집중하겠다고 약속했습니다. 하지만 경제적 문제가 약속보다 우선했습니다. 그가 양육권을 신청한 것은 경제적으로 이득이 되었기 때문이며, 또한 아들에 대한 책임감을 느끼기 시작했기 때문입니다. 캐리가 반대의사를 밝히지 않았기에 월터는 캐리가 동의한다고 믿었습니다. 하지만 그는 양육권 문제에 대해 한 번도 아내와 의논하지 않았습니다. 그것은 실수였습니다.

캐리는 남편의 계획에 화가 났으나 그저 우회적으로 반대를 표현했습니다. 그녀는 감정을 억눌렀고 어느새 마음에는 원망이 가득 찼습니다. 설상가상 이들의 관계를 파국으로 내모는 상황이 벌어졌습니다. 바로 두려움과 정서적 의존emotional dependency이 그들의 관계를 지배하게 된 것입니다. 그들은 서로를 향해 불만을 쏟아내기 시작했습니다. 월터가 느끼는 질투, 불안, 위기의식 때문에 캐리는 AA 모임에서 남성 멤버와 대화할 수 없었습니다. 반면 캐리는 매력적인 여성이 월터에게 수작을 걸지나 않을까 걱정되어, 월터가 혼성 AA 모임에 참여하는 것을 반대했습니다. 천천히 그러나 확실하게 그들은 서로에 대한 사랑과 헌신이 결여된 결혼생활의 감옥을 만들어 갔습니다. 둘 중 한 쪽이라도 위기의식이나 불안을 느끼면 아무 일도 못했습니다. 이제 사랑은 서로의 발목을 단단하게 옭아매는 족쇄가 되었습니다.

서로를 제약할수록 사랑은 시듭니다. 우리가 배우자를 통제하려고 할 때 사랑은 죽습니다. 그들은 서로에 대한 요구들로 점점 상대에게 통제받는다고 느꼈는데, 이런 요구들은 바로 정서적 의존에서 생깁니다. 결국 캐리는 월터에게 한동안 떨어져 지내자고 말했습니다. 그녀는 남편에 대한 사랑을 더 이상 확신할 수 없었습니다. 여전히 결혼생활을 유지하길 원하는지 그녀 스스로 혼란스럽고 불확실했습니다. 월터는 비탄에 빠졌고, 단주를 시작한 후로 거의 8년 만에 강렬한 음주 충동을 느꼈습니다. 그는 극심한 고통과 상실, 분노에 대처하는 방법을 몰랐습니다. 캐리는 자포자기 했습니다. 그들의 꿈은 정서적 의존이라는 힘에 의해 산산조각 났습니다. 그리고 현재 둘 다 재발의 위기에 처했습니다.

대인관계 문제는 중요한 세 가지 재발원인 가운데 하나입니다. 왜 그럴까요? 중요한 사람과의 대인관계는 그 어떤 경험보다 우리의 미성숙한 감정을 적나라하게 드러내기 때문입니다. 우리에게 의미가 큰 사람일수록 그와의 관계가 불안정해지거나 나의 기대를 충족시키지 못할 때, 중심을 잡고 나를 돌보기란 힘겨운 일입니다. 나에게 매우 소중한 사람이 실망과 위협 또는 좌절감을 줄 때, 자신을 지키는 일은 결코 쉽지 않습니다.

상대방의 중요성이 커질수록 정서적 의존은 추한 고개를 내밀어 우리 행동과 감정에 영향을 주기 시작합니다. 정서적 의존이 깊어질수록 문제와 갈등이 증가합니다. 그러면 우리는 직-간접적인 방법으로 보살핌을 받고자 상대방을 압박하기 시작합니다. 즉 상대방을 통해 나에 대한 긍정적 감정과 사랑받고 있고 살아있다는 기분을 느끼려 하며, 또한 나의 가치와 이성적 매력을 확인받고, 행복감은 높이고, 공허함과 외로움을 줄이려고 합니다. 상대가 우리의 요구사항을 따르지 않으면 문제가 발생하기 시작하며, 우리는 다음 세 가지 반응 중 하나를 선택합니다. (1) 나의 요구에 따르도록 상대방을 조종합니다. ⑵ 상대방의 뜻에 순종합니다. ⑶ 정서적 거부감으로 관계가 소원해져서 상대방과 멀어지거나 혹은 실제로 관계를 단절합니다.

세 가지 행동은 모두 정서적 의존에 뿌리를 둡니다. 가끔 이 전략들이 고통을 줄이는 일시적 해결책이 되기도 하지만, 불안정하기에 장기적 해결책은 되지 못합니다. 마치 모래 위에 지은 집과 같아서 맑은 날에는 멋지고 단단하지만 날씨가 나빠지면 금방 무너집니다.

자기에 대한 긍정적이고 좋은 느낌을 획득하려는 목적으로 상대방에게 특정한 행동 방식을 요구하는 관계는 오래 가지 못합니다. 결국 어디선가 문제가 발생할 것이고, 파트너는 우리가 원하는 세부사항이나 요구를 충족시키지 못할 것입니다. 어떤 이유로든 상대방은 우리가 기대했던 방식대로만 존재할 수 없을 것입니다. 그 때 느끼는 실망에 우리가 어떻게 반응하느냐에 따라 정서적 의존이 얼마나 강하게 우리를 지배하는지 가늠할 수 있습니다. 즉, 정서적 의존이 강할수록 실망감에 대한 반응이 큽니다.

우리는 정서적 미성숙과 그 영향력을 잘 인식하고 이를 해결해야 합니다. 그렇지 않으면 관계를 유지할 수 없습니다. 보통 바로 이 순간 재발이 일어납니다. 저는 회복 중에 있던 사람들이 대인관계라는 벽에 부딪혀 재발하는 경우를 무수히 보았습니다. 그러나 다음과 같은 시각을 가진다면 대인관계 문제에도 해결책이 존재합니다.

대인관계 어려움에 대해 "당연하다"라는 방식으로 대응해 보세요. 제가 저술한 「사랑의 드러난 비밀(Love Secrets Revealed)」이라는 책에 이 전략을 소개했습니다. 당신의 배우자는 당신에게 중요한 사람이기에 당연히 문제가 생깁니다. 인간관계에 문제가 생긴다고 해서 잘못된 것이 아닙니다. 오히려 반대입니다. 문제가 있다는 것은 무엇인가 제대로 되고 있다는 의미입니다. 우리는 인생에서 어떤 특별한 문제를 일으키는 배우자를 선택합니다. 우리가 겪는 대인관계 문제는 정서적, 영적 발달의 다음 단계로 도약하는 기회를 제공합니다. 대인관계 문제는 조심조심 포장을 풀어야 되는 선물 상자입니다. 만약 관계의 문제들을 좀 더 건강한 시각에서 바라본다면, 진정한 해결책을 발견해가는 과정에서 우리는 더 나아질 것입니다.

우리는 적절하게 관계 맺기에 문외한입니다. 우리는 도움을 청하지 않기 때문에 자신이 모르고 있다는 사실 자체를 모르거니와, 정서적 미성숙이 상황을 악화시킨다는 것도 알지 못합니다. 그렇기에 저는 대인관계 문제에 대한 첫 대응으로 "당연하다" 방식을 제안하는 것입니다. 문제가 있는데 해결책을 모를 때 어떻게 해야 할까요? 그렇습니다. 도움을 구해야 합니다.

관계 속에 내재하는 힘들은 복잡다단해서 우리가 할 수 있는 최선의 행동 또는 최악의 행동을 이끌어낼 잠재력이 있습니다. "우리는 사랑하는 사람들을 위한 최악의 행동을 아껴두고 있다."라는 격언에는 적지 않은 진실이 있습니다. 가슴 아프게도 우리는 보통 가까운 사람보다 낯선 이들에게 더 잘합니다. 대인관계의 힘겨움을 인정하고 받아들일 때, 우리는 배우자를 불평하고 그들에게서 도망가는 대신 한 단계 더 성숙하고 우리의 무지를 바라보게 됩니다.

문제의 원인을 무지(無知)ignorance라고 말하면 혹자는 심기가 불편할 겁니다. 저는 무지를 문제의 가장 바람직한 원인으로 생각하는데, 왜냐하면 우리에게 희망을 주기 때문입니다. 무지는 새로운 정보를 습득하여 교정할 수 있습니다. 우리는 오직 어떻게 하는지 아는 것만을 행동으로 옮길 수 있으며, 우리에게는 인식과 깨달음이 부족하기에 새로운 정보가 반드시 필요합니다. 문제에 너무 밀착되어 있으면 정서적 의존이 우리의 대인관계에 얼마나 영향을 주는지 제대로 파악하기 어렵습니다. 그러므로 우리는 외부 도움에 개방된 태도를 가져야 합니다. 회복 프로그램은 정직, 열린 마음, 기꺼이 하기를 통해 작동합니다.

우리들 중 다수는 대인관계 문제의 한 부분을 우리가 차지하고 있다는 사실을 망각합니다. 자신의 행동에 초점을 두는 것이 훨씬 이로움에도 상대방의 행동에 초점을 두면서 시간을 낭비했는지 모릅니다. 만약 우리가 배우자의 말을 열린 마음으로 받아들인다면 자기 문제가 무엇인가 모를 때 배우자에게 물어보면 됩니다. 배우자에게 물어보기 어렵다면 친구나 협심자에게 조언을 구할 수 있습니다. 만약 그들의 의견이 불충분하다면 대인관계 문제와 회복에 정통하고 자격을 갖춘 전문가에게 도움을 요청할 수 있습니다.

대인관계 문제에 대한 도움 구하기는 우리의 회복에 진정한 정서적 단주emotional sobriety를 확립하는 철저히 정직한 행동 가운데 하나입니다. AA(Alcoholics Anonymous 익명의 알코올중독 모임), NA(Narcotics Anonymous 익명의 마약중독 모임) 등의 장소를 채우고 있는 많은 사람들이 정서적 단주를 실천하지 못하고 있습니다. 강연자이자 저술가인 어니 라센Earnie Larsen은 정서적 단주를 제2단계 회복Stage II recovery이라고 명명했습니다. 제2단계 회복에서는 어떻게 건강한 관계를 형성하는지 배우는 것에 관심을 두며, 만약 우리가 배우자와 감정적으로 융합되어 있다면 건강한 관계를 형성할 수 없다는 사실에 집중합니다. 만성화된 정서적 의존은 결국 대인관계의 모든 이점들을 파괴할 것입니다. 하지만 헌신적인 태도와 열린 마음으로 새로운 지식을 학습하며, 좋은 치료자 또는 협심자에게 도움을 청한다면 희망이 있습니다. 대인관계 문제에서 오는 도전들은 회복의 다음 단계로 도약하는 데 그 무엇보다 큰 도움을 줍니다.

요약하면 우리가 대인관계에서 문제를 가지고 있는데 이를 해결하기 위한 도움을 청하지 않는다면, 스스로 회복을 가로막고 있는 것입니다. 대인관계 문제는 지속적으로 나타날 것입니다. 이 말은 믿어도 좋습니다. 우리가 문제의 근원을 다루지 않는 이상 대인관계 문제는 마법처럼 사라지지 않습니다. 만약 우리가 노력하여 이 단계에서 한 발짝 더 나간다면, 정서적 의존이야말로 우리 인생의 진짜 문제라는 사실을 깨닫게 될 것입니다. 우리가 어떻게 정서적으로 의존하는가, 그리고 정서적 의존이 우리의 자존감, 자기가치, 자신감에 어떤 영향을 주는가를 정직하게 직면하지 않는다면, 진정한 정서적 단주는 멀어지고, 결국 우리는 어렵지 않게 재발할 것입니다.

진솔한 마음으로 성장의 과정을 시작하는 사람들에게 정서적 단주라는 선물이 찾아옵니다. 정서적 단주는 회복의 제 2단계로, 타인에게 기쁨을 주려는 이타적 욕구와 자신을 위한 개인적 욕구가 서로 균형을 이룰 때 가능합니다. 이것은 사람과 공간 그리고 물질에 대한 우리의 절대적 의존성을 뿌리 뽑기 전에는 이룰 수 없습니다. 과연 이것이 가능하기나 할까요? 좌절하지 마세요. 저는 정서적 미숙함을 직면하고 성장을 이룩한 수많은 장기 회복자들을 보았습니다. 그들은 과거에는 꿈에서도 상상하지 못하던 마음의 평온과 평화를 현재 즐기고 있습니다. 그들도 우리처럼 한 때 무지했고 미성숙했으며 타인에게 정서적으로 의존했던 사람들입니다. 희망은 존재합니다!

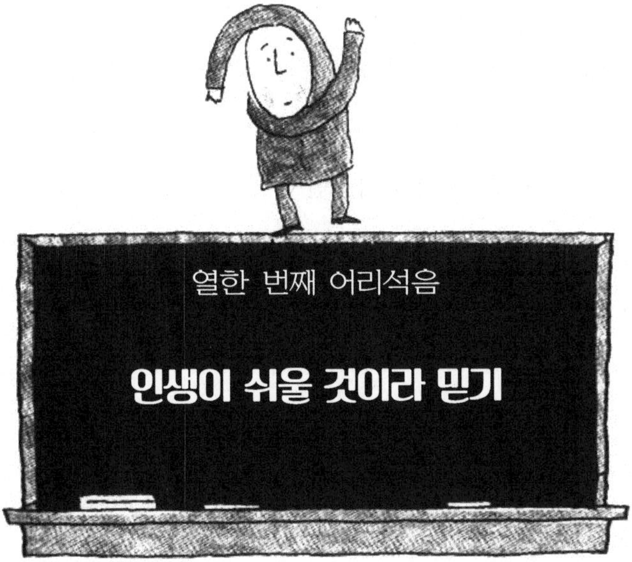

열한 번째 어리석음

인생이 쉬울 것이라 믿기

삶은 호락호락하지 않습니다. 이 사실을 빨리 깨달을수록 쉬운 길을 찾느라 더 이상 시간을 낭비하지 않고, 삶의 어려움에 대처하는 방법을 배우게 됩니다.

인생살이가 쉬울 것이라는 미신은 우리 사회 곳곳에 만연해 있으며, 우리는 이 미신에 강박적으로 집착합니다. 우리는 체중감량 프로그램과 살 빼는 특효약을 구입하는 데 많은 돈을 사용합니다. 하루 15분만 운동하면 아놀드 슈왈츠제네거처럼 근육질 몸매가 될 수 있다고 광고하는 운동기구들이 전국 가정마다 구석 자리에서 먼지를 뒤집어쓰고 있습니다. 주말 이틀 만에 삶이 바뀌기를 기대하며 성경 공부모임이나 명상 수련에 참가합니다. 1년 안에 수억 원을 벌 수 있다고 말하는 다단계 사업에 참여하거나, 계약금도 없이 고수익을 보장하는 부동산에 투자합니다. 운동장에는 한 발짝도 내딛지 않으면서 원하는 몸매를 갖추려고 성형수술을 받습니다. 뱃살을 빼기 위해서 적당히 먹고 식단을 조절하는 노력 대신 지방흡입 시술을 예약합니다. 기운을 북돋우려고 에너지 음료와 커피를 마시면서 애초에 하고 싶지 않던 일에 열정을 쏟을 수 있는 힘을 얻습니다. 알코올의 빠른 해독을 위해 과도한 약물을 처방받으면서 온종일 마취된 상태로 지냅니다. 우리는 가장 쉬운 해결책 찾기에 강박증이 있습니다. 이와 같은 광기를 가지고 우리는 대체 어디를 향하는 걸까요?

인생이 쉬울 것이라는 믿음은 우리를 중독으로 이끄는 잘못된 믿음과 태도 가운데 하나입니다. 우울, 불안, 공포, 불확실성, 스트레스, 대인관계 문제, 자존감 저하, 학대받은 경험, 아동기 심리적 외상 등 우리에게 고통을 주는 원인이 무엇이든지 간에, 인생이 쉬울 것이라는 강박적 믿음은 고통을 쉽게 제거하고자 술이나 약물을 사용하게 하는 강력한 동기가 됩니다. 고통스러운 경험과 불안에 대처하기란 힘든 일입니다. 만약 이것이 쉽다고 생각한다면, 스스로 고통을 가중시키는 일입니다. 회복 초기에는 상황이 좋아지기보다 더 힘들어지기 때문에, 저는 많은 환자들이 치료를 포기하거나 AA 참석을 그만두는 것을 보았습니다.

사실 회복 초기의 고통은 당연한 것입니다. 자신에게 정직해질수록 나의 결점을 보게 되고 숨기고 싶은 모습들과 마주하게 됩니다. 성장하기 위해서는 한결같이 마음을 다해 헌신하며, 성장해가는 자신을 스스로 격려하는 능력이 요구됩니다. 사람들은 대부분 절박한 상황에 이르기 전까지 이렇게 헌신적으로 노력하지 않습니다.

쉬운 길을 찾는 것에 기초를 둔 사회는 필연적으로 실패합니다. 이런 사회에서는 지혜와 영성이 발달하지 못하고 사람들은 정서적 미성숙을 벗어나지 못합니다. 쉬운 방법을 찾는 것은 유아기의 소망인데 우리는 종종 어른이 되어서도 이 소망을 버리지 못합니다. 저주는 사회 구석구석에 스며들고, 우리는 인생이 쉬울 것이라는 믿음을 진심으로 받아들입니다. 그 결과 우리들 개인의 행동뿐만 아니라 사회전체가 광범위한 영향을 받게 됩니다. 몇 가지 예를 들어보면, 남편은 심리적 협박이 아내에게 먹혀들지 않자 격한 분노로써 반응해 버립니다. 근로자는 능력과 무관하게 고용주에게 임금 인상을 요구합니다. 대학원에서는 제2외국어를 습득하기가 너무 힘들기에 박사 과정에서 제2외국어 요건을 삭제합니다. 학교에서는 학생들에게 높은 점수를 주려고 채점 기준을 낮춥니다. 체육 시간에는 모든 학생들을 활동에 참여시키고자 경쟁을 덜 강조합니다. 교사가 학생의 잘못에 대해 꾸중하면 부모는 아이의 문제를 해결하기 위해 함께 노력하기보다는 엄한 교사로부터 아이를 보호하기에 급급합니다. 회복 중에 있는 많은 사람들이 "매우 힘들다"는 이유로 12단계 프로그램의 제4단계[1]를 실천하지 않습니다.

정서적 미성숙에 머물게 만드는 이런 사회-문화적 음모에 어떻게 대처할 것인지는 우리 모두가 고심해야 하는 중요한 문제입니다. 어떤 문화에서는 공동체가 함께 이 문제를 해결했습니다. 그들에게 성인식은 소년에서 어른

1) 역주: 4단계는 '철저하고 두려움 없이 우리 자신의 도덕적 재고 조사를 했다.'로, 중독으로 이끄는 심리적, 성격적 결점이 무엇인가를 발견하기 위해 괴로움을 무릅쓰고 노력하는 단계

이 되는 일종의 통과의례로 자아의 성장을 위한 체험적 과정입니다. 그들에게 성인식은 3가지 변화를 성취하는 과정입니다. 첫째, 정화(淨化)입니다. 성인식 체험은 소년시절 자아의 정화 혹은 포기를 촉진하여 진정한 겸손을 이끌어냅니다. 겸손한 마음은 인격 성장의 기초가 됩니다. 둘째, 계몽입니다. 성인식에 참여하는 소년들은 함께 참여하는 동년배들 그리고 지혜로운 어른들과 상호 교류하면서, 협소한 자기중심적 세계에서 벗어나 인생을 더 넓은 시야로 바라보게 됩니다. 이를 통해 소년들은 자신의 삶이 자기만을 위한 것이 아니고, 인생에는 더 큰 목적이 있다는 것을 배웁니다. 셋째, 단결과 통합입니다. 성인식을 통과한 젊은이는 사회에 공헌할 수 있는 사람이 되어 공동체로 귀환합니다. 참가자는 새로운 영적 인간으로 변모하고 공동체의 환영을 받습니다.

성인식이라는 통과의례는 인생이 쉽지 않다는 중요한 진실을 가르쳐 줍니다. 소년은 혼란에 빠지고 겁먹고 놀라며, 심신(心身)의 능력을 최대한 발휘하도록 내모는 시련 앞에 놓입니다. 소년의 몸과 마음은 부서집니다. 그리고 어쩌면 상처 입고 피 흘리기도 하는데, 이것은 인생이 얼마나 힘든지를 상징적으로 보여줍니다. 이 상처가 아물고 남는 흉터는 인생의 중요한 교훈을 영원토록 상기시켜 줍니다. 소년은 시련의 결과를 이해하고 항복하며 받아들입니다. 소년은 모건 스캇펙M. Scott Peck의 훌륭한 저서 「아직도 가야할 길(The Road Less Traveled)」을 읽지 않더라도 인생이 쉽지 않다는 것을 체험하게 됩니다.

인생이 쉽지 않다는 믿음을 삶의 대전제로 받아들이면, 우리의 모든 나날에 좋은 일만 있을 것이라는 기대와 가장 쉬운 길이 있을 것이라는 유혹에 빠지지 않습니다. 우리는 좋은 일들은 좋은 대로 받아들입니다. 마찬가지로 힘든 일은 힘든 대로 받아들입니다. 더 이상 빠르고 쉬운 해결책을 찾지 않게 되며, 본질을 왜곡하지 않고 인생을 있는 그대로 받아들입니다. 삶과 다투지 않고 우리가 가진 몫에 불평하지 않습니다. 즉, 삶을 우리가 원하는 관점으로 보는 것이 아니라 있는 그대로 수용하는 것입니다. 이 같은 메시지는 가장 훌륭한 영적 스승들의 가르침이 아니던가요?

삶에 대한 이런 해법을 적용하는 것에 저항이 생기는 까닭은 우리 사회가 수용적인 삶의 태도를 거부하기 때문입니다. 이런 방식은 너무 소극적으로 보여서 우리가 살아가는 사회에서는 가치 없게 여겨집니다. 우리는 "하면 된다"고 생각하며 살아가는 사람들입니다. 현대인의 좌우명은 "원하는 것은 무엇이든 마음만 먹으면 이룰 수 있다"입니다. 이것은 일부 진실이나 완전한 진실은 아닙니다. 진실의 나머지는 우리가 할 수 있는 일 뿐만 아니라 할 수 없는 일도 있고, 수용하는 방법을 배울 필요가 있다는 것입니다. 할 수 있는 것과 할 수 없는 것을 구분하는 것은 하나의 도전으로 경험을 통한 삶의 지혜를 필요로 합니다. 이것이 평온함을 청하는 기도 뒤에 숨어 있는 강력한 메시지입니다. "하느님, 변할 수 없는 것은 받아들이는 평온함을 주시고, 변할 수 있는 것은 바꾸는 용기를 주소서. 그리고 이를 구별하는 지혜를 주소서." 받아들이는 수용과 바꾸는 행동 가운데 가장 좋은 선택이 무엇인지를 구분하는 능력이야말로 지혜의 특징입니다. 상황을 정확히 평가하고 적절하게 반응할 때, 우리는 삶의 목적에 역행하지 않고 삶과 조화를 이루게 됩니다. 상황을 잘못 판단하고 결과를 억지로 바꾸거나 조종하려고 하면 긴장이 생기고 삶과 투쟁하게 됩니다. 이런 식의 투쟁은 일생 동안 마음의 평온을 깨뜨립니다.

평온은 삶에 만족할 때 다가옵니다. 하지만 언제나 삶에 만족할 수 있으리라 기대하지 마세요. 연구에 따르면 우리는 인생의 삼분의 일 이상의 시간 동안 삶에 만족하지 못한다고 합니다. 그럼에도 불구하고 우리는 삶의 모든 순간 만족을 원하고, 기대와 다른 결과가 오면 화내거나 우울해하든지 혹은 위축됩니다. 이런 상황에서 우리는 앞서 열 번째 어리석음에서 언급했던 "당연하다"로 반응하지 않고, 그 대신 우리가 사랑하는 사람들, 우리의 고용주 또는 부하 직원들, 심지어 삶 그 자체를 조종해서 원하는 대로만 살아가고자 합니다. 그러다 마음먹은 대로 되지 않으면 패배의식에 젖어 듭니다. '자기혐오의 언덕Self-Loathing Hills' 바로 밑에 위치하고 있는 '비참함의 마을Miseryville'로 들어서기 시작하는 것입니다.

우리가 삶을 있는 그대로 받아들이면 엄청난 이익을 얻게 될 것입니다. 우리는 더 이상 평가할 필요가 없어집니다. 삶은 단지 있는 그대로이므로, 우리가 내리는 평가와 관계없습니다. 우리는 배우자나 친구들 그리고 우리의 인생을 통제하거나 변화시킬 필요가 없습니다. 그들을 있는 그대로 받아들이면 됩니다. 만약 사람들이 마음에 들지 않는다면 그들을 바꾸려 하지 말고, 대신 우리가 그들의 있는 그대로 모습에 혐오감으로 반응하는 의미를 깊이 탐색해 보아야 합니다. 일단 우리가 사람, 공간, 물질을 조종하는 행동을 멈추게 된다면, 여기에 투입되었던 에너지가 자유롭게 되며, 비로소 우리가 최우선해서 집중해야 하는 자아의 성장을 위해 모든 에너지를 쏟을 수 있습니다.

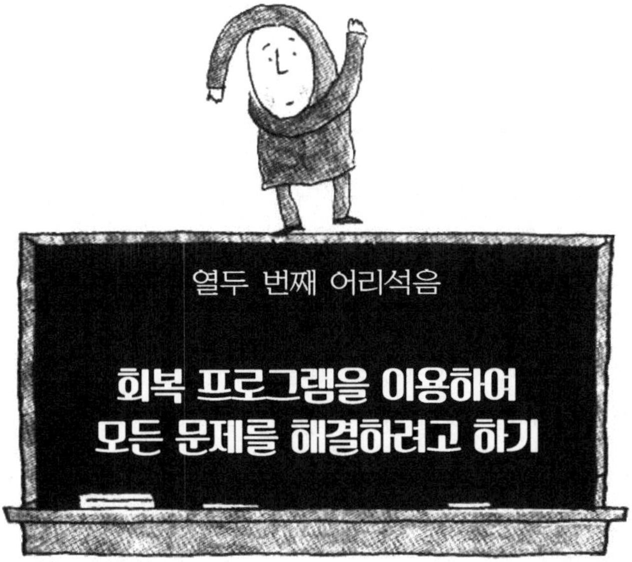
열두 번째 어리석음
회복 프로그램을 이용하여
모든 문제를 해결하려고 하기

어느 누구도 회복 프로그램을 통해 개인적인 문제를 모두 해결할 수 없습니다. 추가적인 도움이 필요하다고 해서 회복 프로그램이 잘못되었다는 의미는 아닙니다. 오히려 그 반대입니다. 추가적 도움의 필요성을 인식한다는 것은 프로그램을 훌륭히 실천한다는 증거입니다.

정신과 의사로서 AA에 조력했던 해리 티봇Harry Tiebout은 자신이 치료했던 알코올중독 환자들을 묘사해서 "오만한 자기의존"에 빠져있다고 말했습니다. 저도 여러 환자들을 진료하며 동일한 특징을 경험했습니다. 저는 이것을 과도한 독립심이라고 생각합니다. 달리 말하면 우리는 타인의 도움을 바라지 않습니다. 우리는 남에게 의존하는 것을 경멸합니다. 그래서 남으로부터 완전히 독립하지 못하는 자신을 용납하지 않습니다. 이러한 오만한 독립심은 지나치게 자신만 의지하게 만듭니다. 우리는 오로지 자신만 믿고 의지하여 문제를 해결하고자 하며, 보통 더 나쁜 결과를 맞이합니다.

술과 중독성 약물이 뇌에 끼치는 신경심리적 영향에 대해, 앞서 첫 번째 어리석음 39~40쪽에서 설명했던 내용을 기억하나요? 술과 중독성 약물로 인해 추상적 사고력과 문제해결력이라는 뇌의 두 가지 기능에 문제가 생깁니다. 이 두 가지 인지기능은 효율적으로 적응하며 살기 위해 꼭 필요합니다. 추상적 사고력이 부족하면 큰 그림을 보지 못합니다. 문제를 바라보는 시야가 좁아지기에 핵심과 관련 없는 지엽적인 부분에 집착합니다. 결국 정말로 중요한 정보는 놓치게 됩니다. 설상가상 우리는 현재 가지고 있는 믿음과 행동에 부합하는 경험들만 선택적으로 지각합니다. 그 결과 경험으로부터 적절하게 정보를 모으지 못하고 잘못된 결론을 도출합니다. 우리는 문제를 문제 아닌 것으로, 문제 아닌 것을 문제로 결론짓습니다. 예를 들면, 주저하며 AA 모임에 처음 참석한 어느 초심자는 AA 멤버들과 자신의 공통점은 주목하지 않고, 차이점만 주목합니다. 그래서 AA에서 발표하는 사람들과 자신은 다르기 때문에 자신은 문제가 없다는 식으로 왜곡되게 판단합니다.

문제해결력이 손상되면 소위 진실된 *망상sincere delusion*에 빠지게 됩니다. 이때 우리는 문제가 있음에도 불구하고, 아무 문제가 없다고 진심으로 믿습니다. 우리는 문제를 가지지 않는 것에 너무나 집착하기에 아예 문제를 보지 않으려고 합니다. 그래서 우리의 타락한 행동을 끊임없이 합리화하거나 혹은 남을 탓합니다. 저는 한 때 진실된 망상이 존재한다는 것을 믿지 못했지만, 이제는 어느 정도 성장하여 제게 있던 망상을 인정합니다. 우리는 무력함을 몹시 싫어해서 바꿀 수 없는 현실을 무시합니다. 그래서 다음과 같은 생각으로 자신을 기만합니다. *사람들이 생각하는 것처럼 나에게 그렇게 큰 문제가 있는 것은 아니야.* 자신의 생각을 의심해 볼 필요가 있습니다. 왜냐하면 생각은 우리가 경험하는 지각에 의해 제한되고 편향되기 때문입니다.

여기에 해결되지 못한 딜레마가 존재합니다. 우리의 마음 한 곳에는 문제를 스스로 해결하고자 합니다. 다시 말해서 우리 안의 거짓 자존심false pride은 자기의존self-reliance을 명령합니다. 하지만 우리는 길을 잃었고 문제에 대한 해결책을 찾지 못하고 있습니다. 이것은 삼키기 힘든 쓴 약입니다. 우리는 무지하나 이것을 인정하기 싫어합니다. 우리는 다양한 문제들로 고생하고 있습니다. 우리들 가운데 어떤 사람은 단주를 유지하는 방법을 모르거나, 또는 실망감을 다루지 못하며, 혹자는 대인관계의 어려움에 적응하지 못합니다. 어떤 사람은 4단계의 도덕적 약점의 목록을 작성하려고 책상에 앉을 때마다 저항이 생기는데, 하지만 어떻게 저항을 극복하는지 모릅니다. 누군가는 직장에서 성격 문제로 인한 갈등에 고심하며, 다른 누군가는 사랑에 빠졌는데 감정을 표현하는 방법을 몰라 애태웁니다.

한 가지 확실한 사실은 거짓 자존심을 계속해서 추구하면 회복은 가로막히고 궁극적으로 파괴된다는 점입니다. 회복은 중독이라는 질병과 완전히 반대 모습입니다. 중독에 빠져있는 동안에는 한계를 부정하며 도움을 요청하지 않습니다. 회복하는 동안에는 이와 반대로 행동합니다. 한계를 부정하고 무시하는 대신, 한계를 인정하고 존중하며 우리에게 있는 맹점을 파악하고자 애씁니다.

이러한 사실들과 그 밖의 다양한 이유로 협심자를 구하는 일은 매우 중요합니다! 협심자는 12단계를 실천하는 우리에게 개인 가이드가 되어 줍니다. 만약 아직 협심자를 구하지 못했다면, *어떻게 적당한 사람을 찾는지* 궁금할 것입니다. 저는 맑은 정신으로 새롭게 단주를 시작하는 많은 사람들이 협심자를 선택하는 문제로 괴로워하는 것을 보았습니다.

제 조언은 이렇습니다. 성별이 같은 멤버 중에서 열심히 성공적으로 12단계의 모든 단계를 실천한 사람을 선택하세요. 프로그램을 실천하는 방식이 매력적으로 보이고, 당신에게 적용해도 괜찮겠다고 생각되는 방법으로 감정적 어려움을 다루는 사람을 선택하세요. 협심자는 자신을 위한 개인적 욕구를 만족시키면서 동시에 타인에게 도움을 줄 수 있는 사람, 자기가 이해한 대로의 신과 긴밀한 관계를 유지하는 사람, 말과 행동이 일치하는 사람, 진실하고 겸손하나 또한 생각을 적절하게 주장하는 사람이어야 합니다. 당신이 원하는 것을 이미 성취한 사람을 선택하세요.

만약 당신이 처음 단주를 시작한다면, 누군가에게 협심자를 부탁하는 일이 바보같이 느껴질 수 있습니다. 혹은 마치 다른 사람의 시간을 빼앗는 것 같아 부담스럽게 생각될지도 모릅니다. 어떤 사람은 거부당하지 않을까 두렵다고 말합니다. 저는 이런 감정들을 이해합니다. 정말로 잘 압니다. 당신이 아직 모르는 사실은 도움을 받는 사람뿐만 아니라 도움을 주는 사람에게도 협심자 관계가 중요하다는 것입니다. 협심자는 알코올중독 문제로 고통 받고 있는 누군가에게 가치 있는 존재가 됨으로써, 초심자가 도움을 받는 만큼 협심자 본인도 단주를 유지하는 힘을 얻습니다. 협심자 관계는 주고받는 관계로 도움을 베푸는 사람에게도 득이 됩니다. 그러므로 협심자가 되어 달라고 주저하지 말고 청하세요. 12단계를 실천하는 대다수 AA 멤버들은 초심자를 도와주는 것을 영광으로 생각합니다.

만약 용기를 내서 협심자를 부탁했는데 멤버가 거절한다면, 더 이상 집착할 필요 없습니다. 이것은 요청을 거부한 사람의 문제이지 당신의 문제가 아닙니다. 요청을 거부하는 이유는 다양할 것입니다. 확인해 보세요. 그가 거부하는 이유가 대부분 당신과 관계없다는 사실에 놀랄 것입니다.

우리는 놀라울 정도로 자기중심적입니다. 우리는 세상의 중심에 있지 않습니다. 알아논(Al-Anon)[1)]에 참여해보면 다음과 같은 말을 듣게 됩니다. "중독자들이 유독 당신에게 그렇게 행동하는 것이 아니다. 그들은 그냥 그렇게 하는 것이다." 계속 시도하세요. 수많은 멤버들이 초심자를 도와주려는 열의가 있습니다. 어떤 모임에서는 기꺼이 협심자가 되려는 사람들이 두 팔 벌리고 기다리고 있습니다.

일단 협심자를 발견했다면, 다음 단계는 그 또는 그녀와 개인적으로 관계 맺기입니다. 가능한 협심자와 많은 시간을 함께 보내세요. 프로그램에 관련한 책들을 함께 읽고 토론하면서 12단계를 같이 실천하고, 당신의 고민, 꿈과 희망, 좌절을 함께 나누세요. 당신의 세계 안으로 협심자를 초대하세요. 협심자가 12단계를 실천할 때 동참하겠다고 제안하고, 가능한 모든 방법을 동원해서 협심자를 도와주세요. 이것은 협심자 관계의 핵심인 친밀감을 형성하는

1) 역주: AA가 알코올중독 환자들의 자조 모임이라면, 알아논은 알코올중독 환자를 가족으로 두고 있는 가족들의 자조 모임. AA와 동일하게 12단계의 원리에 기초하며, 중독 환자의 가족으로써 모임을 통해 마음의 평온을 얻기 위해 노력하면서 각자의 경험과 힘과 희망을 나누고자 함

가장 좋은 방법입니다. 협심자는 당신에게 가르쳐 줄 것이 많습니다. 협심자는 스승이고 당신은 제자입니다. 당신은 돈 버는 방법이나 직업적 기술을 배우는 것이 아니라, 단주를 유지하며 맑은 정신으로 살아가는 삶의 기술을 배웁니다. 12단계를 실천하는 방법을 배우고, 일상의 모든 영역에서 영적 원칙을 실천하는 방법을 배웁니다. 당신은 맑은 정신으로 단주하는 사람으로 살아가는 방법을 배웁니다. 이것이 회복 과정에서 일어나는 일들입니다. 어떻게 단주를 시작하는지, 어떻게 단주를 유지하는지, 마지막으로 어떻게 맑은 정신으로 인생을 살아가는지 배웁니다. 회복의 마지막 단계인 맑은 정신으로 인생을 살아가기는 평생 배워야 하는 과정입니다. 이러한 모든 회복의 과정에서 협심자는 큰 힘을 발휘할 것입니다. 단, 당신이 솔직하게 마음을 열어야 합니다.

만약 이미 협심자가 있는데 관계를 맺고자 노력하지 않는다면, “나는 협심자가 있어” 게임에 빠져있는 것입니다. 이 게임의 목적은 회복 프로그램을 실천한다는 거짓 이미지를 만들기 위함인데, 단지 실천하는 “척”하는 것입니다. 만일 이 게임에 빠져 있다면 스스로 회복을 파괴하는 것입니다.

협심자 관계에서 회복을 망치는 또 다른 방법은 *선택적으로* 정직하기입니다. 선택적으로 정직하면 삶에서 일어나는 일들 가운데 단지 *일부*만 협심자와 나누며, 정말 중요한 일은 말하지 않습니다. 우리 안의 거짓 자존심이 부끄러운 일을 숨기고, 타인의 평가와 비난을 두려워하기 때문입니다. 문제는 협심자의 반응이 아닙니다. 문제는 스스로를 향한 자기혐오입니다. 대개 다른 사람들이 우리를 평가하는 것보다, 우리가 자신을 더 가혹하게 평가합니다. 위험을 감수해 보세요. 수치스러운 일을 협심자와 나누어 보세요. 그러한 결실로 다가오는 자유는 위험을 무릅쓰고 도전해 볼 만한 가치가 있습니다.

우리에게 있는 맹점과 거짓 자존심은 높은 단계의 회복을 방해합니다. 20년 전 제가 치료했던 한 남성은 아내를 몹시 학대했습니다. 그는 좌절감을 느낄 때마다 아내를 비난했고, 아내가 자기 뜻대로 행동하지 않으면 모욕감을 주고 욕을 퍼부으면서 폭력을 행사했습니다. 저는 첫 치료 시간에 그의 가학적인 행동에 대해 대화를 나누었고, 그가 "남자는 때로 남에게 휘둘리면 안 돼요", "아내가 나를 조종하는 짓을 더 이상 참을 수 없어요"라는 말로 자신을 합리화한다는 사실을 직면시켰습니다. 아내는 천사가 아니었지만, 그는 자신 또한 천사가 아님을 몰랐습니다. 제가 역점을 두었던 점은 그의 행동으로 문제가 해결되지 않고, 오히려 더 악화된다는 점이었습니다. 아내의 행동은 아내 문제이고, 그의 행동은 그 자신의 문제입니다. 그러나 그는 자신의 타락한 행동을 정당화하고자 아내의 행동을 활용했습니다. 그는 보복심리tit-for-tat 게임에 빠졌고, 무례하고 앙심을 가득 품은 행동을 정당화하려고 게임을 활용해졌습니다. 이같은 그의 행동으로 건강한 관계가 불가능해졌습니다. 그가 원했던 것은 아내를 이기고, 조종하며, 앙갚음하고, 아내보다 더 올바르고, 더 큰 힘을 가지는 것이었습니다. 그가 아내에 대해 이해하고 인식했던 것들은 바로 그 자신의 마음속에 존재하던 지배와 복수의 욕구를 투사한[2] 것들입니다. 이것이 그가 그토록 부정적으로 아내에게 행동했던 이유입니다. 매번

2) 역주: 투사(projection)란 자신의 무의식에 있는 욕구, 충동 등을 남의 것이라고 떠넘겨 버리는 정신기제

그가 아내의 행실을 비난하며 분노를 퍼부을 때마다, 사실 그는 자신의 모습을 말하고 있었던 것입니다. 그가 자기 행동의 의미를 알지 못한 이유는 다름 아니라 알고 싶지 않았기 때문입니다. 본인이 하고 있는 행동의 의미를 안다는 것은 곧 자기 안의 복수심과 지배욕을 바라보는 일이었습니다. 이것은 그가 믿어온 자기 이미지와 맞지 않았습니다. 잔인하게 상처 주는 모습과 장기간 단주하며 맑은 정신으로 회복하는 모습은 전혀 어울리지 않았던 것입니다.

그의 자기기만은 AA 프로그램을 방해했고, 그 중에서도 특히 협심자와의 관계를 방해했습니다. 그는 AA 모임에서 프로그램을 훌륭히 실천하는 사람처럼 가장했습니다. AA에서 그가 하는 이야기는 인상적이었고 회복의 길을 잘 걸어가는 것처럼 보였습니다. 문제는 그가 실제 대인관계를 어떻게 맺고 있는지 정직하게 말하지 못했다는 것입니다. 그는 자신의 가학적 행동의 진실을 보기 싫어서 복수심과 지배욕을 분리시켜 아내에게 투사 했습니다. 실제 모습보다 더 건강한 사람이 되고 싶었기에 가학적 행동을 직시하지 않았습니다. 그는 진실을 피하려고 온갖 종류의 게임에 빠졌습니다. 그는 불량배처럼 다른 사람의 감정을 진실로 존중하는 방법을 몰랐습니다. 그는 어린 시절 부모로부터 타인을 존중하는 방법을 배우지 못했는데, 어린 시절 당했던 똑같은 저주를 다른 사람에게 퍼붓고 있었습니다. 부모의 양육 방식은 그의 잘못이 아니지만, 오늘날 보이는 행동의 책임은 그에게 있습니다. 그는 더 이상 어린 아이가 아닙니다.

그는 열심히 노력하는 AA 멤버라는 인상을 주려고 협심자를 만날 때마다 자신의 실상을 알게 하는 정보는 모두 생략하고, 대신 올바른 사람처럼 보이게끔 거짓 모습을 보여주었습니다. 협심자는 진실을 몰랐기에 실질적인 도움을 줄 수 없었습니다. 자신에게 정직하지 못하고 협심자에게 마음을 열지 못했기 때문에, 결국 그는 이혼과 함께 네 자녀의 양육권까지 상실했습니다. 그는 스스로를 독려해서 마음을 열고 약점을 드러내지 못했습니다. 그에게 약점이란 수치스러운 것이어서 남에게 보여줄 수 없는 것이었습니다. 정말 애석한 사실은 협심자는 훌륭한 사람이었고, 그에게 큰 도움을 줄 수 있었다는 점입니다.

그의 이야기는 해피엔딩이 아닙니다. 거짓 자존심이 삶을 지배하게 허용하면 어느 누구도 행복한 결말을 맺지 못합니다. 현재 그는 매우 고통스럽고 분노에 찬 인생을 살면서 여전히 남을 탓하고 있습니다. 비난은 모든 사람을 향하는데, 가령 아내는 복수심 많은 여자이고, 고용주는 착취적이며, 아이들은 은혜를 모르고, AA 멤버들은 질투심 많고 위협적이며, 자기가 사는 동네의 운전기사들은 난폭하게 차를 몰고, 치료자는 아내의 편만 든다고 생각합니다. 그가 회복을 망치게 된 원인은 자기 자신과 협심자에게 정직하지 못했기 때문입니다. 그는 삶을 지키는 것보다 체면을 지키는 것에 더 열중했습니다. 자신을 미화하려는 욕망이 너무 강한 나머지 자신을 속였고 종국에는 거짓 모습을 정말로 믿었던 것입니다.

우리는 더 이상 불건강한 행동에 집착하지 않아야 합니다. 희망은 있습니다. 자격을 갖춘 치료자나 상담가는 회복의 다음 단계로 나아가기 위해 필요한 존재입니다. 앞으로 나아가기 위해서는 협심자나 치료자 어느 누구와 함께 하더라도 정직해야 합니다. 외부의 치료적 도움이 필요한 순간은 수없이 많습니다. 예를 들면, 정상적 생활을 불가능하게 만드는 심한 우울과 불안, 만성적 대인관계 문제, 낮은 성취감, 일상생활을 방해하는 유년기의 상처, 성기능 저하, 불면증, 분노 조절 어려움, 자기혐오, 섹스 중독, 사회적 교류에 대한 두려움, 꿈을 이루기 위해 꾸준히 자신을 격려하는 능력 부족, 직장 안에서의 대인관계 실패, 만성적 자살사고, 상실감과 외로움, 술과 마약에 대한 끝없는 갈망, 신체적 자해 그리고 단순히 인생의 낙을 찾지 못하는 것 등, 이 모두가 누군가의 도움을 필요로 하는 순간들입니다.

제 개인적 견해로 외부의 치료적 도움을 구하는 것이 합당하지 못한 유일한 예외는 12단계 프로그램을 실천하는 것보다 심리치료가 더 편하고 쉬워 보여서 심리치료를 선택하는 경우입니다. 12단계 프로그램을 회피하기 위해 치료를 받는다면 치료를 이용하여 회복을 방해하는 일입니다.

만약 당신이 치료자를 만날 필요가 있다고 생각된다면 협심자에게 알리고 소망과 걱정을 말해보세요. 협심자가 치료에 반대한다면 이유를 물어보세요. 협심자가 반대하는 이유를 꼼꼼히 살펴보세요. 협심자의 충고가 불편하다면 비개방형 그룹의 다른 멤버들에게 안건을 올리고 의견을 구해보세요. 이런 행동은 협심자에 대한 배신이 아닙니다. 협심자에게 이 문제에 대해 다른 멤버들의 추가 의견을 듣고 싶다고 말하세요. 기억하십시오. 당신의 협심자 또한 한 명의 인간이며, 협심자 역시 인간적인 편견을 가질 수 있습니다.

외부의 문제들에 대에 어떤 견해도 가지지 않는다는 것이 AA의 전통 가운데 하나입니다. 하지만 AA의 모든 멤버가 이 원칙을 존중하지는 않습니다.

멤버 중 일부는 외부 치료자의 도움을 받는 사람을 비판합니다. 종종 이러한 비평가들은 정신과 의사나 심리 치료자로부터 부정적이거나 심지어 상처받은 경험이 있는 사람들로 이들에게 치료자란 하나같이 '이유를 불문하고 피해야 하는' 사람입니다. 또 어떤 멤버는 모든 정신건강 전문가들이 무능력하다는 고정관념이나 무지에 빠져 있습니다.

만약 당신이 외부 도움에 대해 생각하고 있다면 정보에 밝은 소비자가 되십시오. 치료자들은 모두 다릅니다. 어떤 치료자는 다른 치료자보다 당신에게 더 잘 맞을 것입니다. 당신이 고려하는 치료자와 시간 약속을 잡고 면담해보기를 권유합니다. 당신이 치료자와 잘 맞는지 알아보기 위해 예비 면담을 하고 싶다고 말하세요. 치료 시간에는 당신 삶에서 중요한 주제에 대해 의논하고, 치료자가 당신과 함께 작업할 수 있도록 치료자에게 협조하세요. 그러면 이 치료자와 함께 작업하면 어떨지 첫 인상을 갖게 될 것입니다. 당신의 반응을 주의 깊게 살펴보세요. 면담이 도움이 되었나요? 당신의 행동이나 당신이 처한 상황을 다른 방식으로 이해하게 되었나요? 새로운 정보나 자기 문제를 알게 되었나요? 이해받는다고 느꼈나요? 치료자와 통한다고 느꼈나요?

치료자는 당신에게 종종 듣기 싫은 말도 하기 때문에 항상 듣기 좋은 말만 기대하지는 마세요. 치료자가 당신의 문제를 직면하는 순간이 있을 것이며, 그 순간은 즐겁지 않을 것입니다. 그러니 유용하고 도움이 되는 도전이 올 것이라 예상하세요. 치료적인 직면은 당신이 평소 멈춰있던 곳보다 더 멀리 나아갈 수 있게 도와줄 것이며, 그동안 바라보지 못했던 영역을 탐색하게 할 것입니다. 이런 모든 정보를 당신과 함께할 치료자를 선택하는 데 활용하세요.

회복과 중독에 대한 지식이 치료자에게 항상 필요한 것은 아니지만 그러한 지식들은 종종 매우 유용합니다. 충실한 치료자는 12단계 프로그램에 대한 지식이 없더라도 도움을 줄 것입니다. 그러나 중독과 회복에 대해 경험과 지식이 있는 치료자는 회복을 방해하는 방식들을 발견하게끔 도와줄 것입니다.

당신은 소비자라는 사실을 기억하세요. 치료자는 당신이 인생을 더 잘 살아가도록 도와주는 사람들입니다. 그들은 당신의 이익을 극대화하기 위해 존재합니다. 그리고 당신은 무엇이 가장 자신에게 이로운지 결정해야 합니다. 삶은 당신 것입니다! 치료자는 치료에 대한 책임이 있지만, 인생에 대한 궁극적인 책임은 바로 당신에게 있습니다.

만일 치료자가 불편하다거나 도움이 되지 않는다고 느낀다면 치료자에게 표현하세요. 불편, 걱정, 기대를 치료자와 나누어 보고 당신과 치료자가 이런 문제들과 느낌에 대해 계속 작업할 수 있는지 살펴보세요. 이유가 무엇이든 치료자가 맞지 않는다고 느꼈고 이러한 걱정을 치료자와 함께 충분히 탐색한 뒤에도 마찬가지라면, 아마 새로운 치료자를 찾아야 할 때입니다. 저는 처음 만나는 모든 환자들에게 제가 그들에게 적절한 치료자인지 스스로 결정해야 한다고 말해줍니다. 페니실린은 병원을 찾아오는 한 사람의 생명을 구할 수 있지만, 만약 다음 환자가 페니실린에 알레르기가 있는 사람이라면 그 환자를 죽일 수도 있습니다.

열두 번째 어리석음을 시작하면서 이야기한 대로, 우리에게 존재하는 오만한 자기의존과 거짓 자존심 시스템은 거짓된 자기 이미지를 유지하며, 궁극적으로는 필요한 도움을 요청하지 않게 만듭니다. 여기에 주목해야 합니다.

만일 거짓 자존심이 우리를 지배하고 있다면 여러모로 회복을 방해합니다. 음주는 회복을 망치는 다양한 방법들 가운데 단지 하나일 뿐입니다. 회복의 혜택을 단 하나도 누리지 못하게 우리를 방해하는 교묘한 속임수들이 너무나 많습니다. 선택권은 우리에게 있습니다. 거짓 자존심에게 옳고 그름을 판단하도록 계속 내버려 둘 것입니까? 아니면 중독이라는 딜레마의 영적 해결책인 우리 안의 더 큰 자아를 향해 나아가겠습니까? 이는 완전히 다른 길이며 각각의 길에는 도전과 위험 그리고 선물이 기다리고 있습니다. 우리는 영적인 해결책이 필요한 의학적 질병에 걸려 있다는 사실을 결코 잊지 마십시오. 건강한 영적 상태는 알코올중독을 포함한 모든 중독을 치료하는 우리의 유일한 희망입니다. 중독을 이길 수 있는 심리적 방어 기제는 어디에도 없습니다. 즉, 우리가 건강한 영적 상태에 이르지 않는다면, 결코 중독에서 벗어날 수 없습니다.

마지막 생각과 제안들

지금까지 이 책을 통해 중독에서 회복하려는 의지를 가진 사람들에게 나타나는 회복을 방해하는 12가지 어리석음에 대해 설명했습니다. 회복 중인 사람들의 수만큼이나 회복을 방해하는 수많은 방법들이 있습니다. 저는 포괄적인 리스트를 제시하는 대신, 처음 2년 동안의 초기 회복기에 겪는 가장 일반적인 위험 요인으로 생각되는 것들을 제시했습니다. 만일 당신이 여기에서 언급된 생각, 믿음, 행동들을 발견했다면 치료 모임의 협심자나 치료자와 의논해보세요. 자기 파괴의 내리막길을 계속 걸어갈 필요는 없습니다. 스스로 태도를 바꾸고 오직 행동으로 실천할 때, 희망이 나타납니다. 자신을 괴롭히는 것을 그만두고 자신의 편이 되십시오.

소개 글에서 밝혔던 대로 자기파괴적 행동의 이면에 숨어있는 문제는 다음 네 가지입니다.

1. 중독 즉, 당신이 앓고 있는 질병

2. 무지

3. 불합리한 기대와 정서적 의존

4. 자기소멸과 자기혐오

책의 남은 부분은 상기 문제들이 당신을 괴롭히고 회복을 방해하지 않도록 하기 위한 해결 방법을 몇 가지 제안하겠습니다.

중독 즉, 당신이 앓고 있는 질병

당신이 중독이라는 질병 때문에 자기파괴적 행동을 한다는 사실을 알게 되었다면, 이미 위험에 처했음을 기억해야 합니다. 지금 제 진료실에 앉아 있다고 상상해 보세요. 당신 앞에서 저는 마치 실성한 사람처럼 펄쩍 뛰어 오르며 위험을 경고하는 커다란 붉은 깃발을 절박하게 흔들어대고 있습니다.

중독이라는 질병은 다시 한 번 당신의 삶을 지배하고자 하므로 지금 당신은 위기 상황입니다. 만일 당신이 이 과정을 뒤집기 위해 무엇인가를 하지 않는다면, 결국 다시 술을 마시거나 마약에 빠지게 됩니다. 당신에게는 도움이 필요합니다! 질병을 멈추는 해법은 12단계를 실천하는 것입니다. 저는 12단계를 질병 파쇄기라고 생각합니다. 12단계는 중독이라는 끔찍한 질병의 믿을 만한 유일한 해독제입니다. 어떤 이들은 중독에 대처하는 다른 효과적 방법들을 발견하기도 합니다. 하지만 중독에서 벗어나게 만드는 데 12단계가 이루는 성공에는 비교할 수 없습니다. 12단계는 알코올중독과 그 밖에 모든 중독을 해결하는 가장 잘 알려진 해법입니다.

12단계 작업을 충실히 검토하면 자신의 보완해야 할 약점들을 수없이 발견할 수 있습니다. 예를 들면, 만성적인 재발을 경험하는 사람들은 알코올(또는 중독성 약물)에 무력하며 자신의 삶을 수습할 수 없다는 현실 앞에 아직 완전히 항복하지 않았다는 약점을 발견하게 됩니다. 100% 항복하지 않는다면 회복을 위한 성공적인 기초를 세울 수 없습니다.

저는 당신이 다음 질문을 던지기 바랍니다. *그래요 선생님. 제가 완전히 항복하지 않았다는 점을 알게 되었어요. 그러나 항복하지 못하는 제 자신을 어떻게 바꾸는지 도대체 모르겠어요. 선생님은 해법을 알고 있나요?* 당신이 이 질문을 던진다면 저는 반가울 것입니다. 왜냐하면 저는 중독에 빠진 당신이 할 수 있고, 또한 시도해볼 만한 생각과 연습들을 몇 가지 알기 때문입니다.

우선 술과 약물에 무력하다는 현실에 항복하지 못하는 이유를 파악해야 합니다. 항복에 저항하기 위해 당신이 사용하는 방법들을 인식하고 그만두지 않는다면, 재발과 일시적 회복 그리고 다시 재발이라는 끝없는 순환에 갇혀 버립니다. 그러므로 당신에게 중독이라는 현실을 받아들이는데 저항하게 만들고, 항복을 가로막는 것이 무엇인지 탐색해 봅시다. 항복을 가로막는 많은 것들에 대해 제가 직접 이야기 해 줄 수도 있겠지만, 스스로 발견하도록 노력해야 합니다.

제 환자들과 치료시간에 자주 하는 훈련 중에 환자에게 빈 문장을 제시한 뒤, 문장을 완성하면서 가장 먼저 떠오르는 생각을 살펴보는 훈련이 있습니다. 아래에 당신 스스로 완성해야 하는 연습들이 있습니다. 저는 이제부터 미

완성의 빈 문장들을 몇 가지 제시하겠습니다. 펜과 노트를 준비하고, 노트의 맨 위 줄에 빈 문장을 적어보세요. 빈 칸에 들어갈 내용에 대해 마음속에 떠오르는 생각들을 가능한 많이 적어보면서 문장을 완성해 보세요. 각 문장에 대한 당신의 즉각적인 생각을 알아차리고 그것을 기록해 봅시다. 예를 들어 "술이나 약물에 무력하다는 사실을 인정하기가 어려운 가장 큰 이유는..."이라는 문장이 있다면, 당신의 마음속에서 나는 이 질문에 대한 답을 알고 싶지 않아라는 생각이 떠오를 수 있습니다. 이런 생각들을 떠오르는 대로 기록해 보세요. 계속해서 침묵 속에서 다시 한 번 스스로에게 질문해보고, 마음속에 떠오르는 반응을 적어보세요. 마음에서 일어나는 모든 반응들을 기록할 때까지 이 과정을 반복하세요. 어떤 생각이 나타나더라도 회복의 근원이 된다는 사실을 명심하세요.

이 연습을 하는 동안 생각을 평가하고 싶은 욕구를 멈춰야 합니다. 그 대신 마음속에서 떠오르는 생각과 반응들을 있는 그대로 관찰하고 정확히 기록하세요. 나중에 이 모든 생각들이 무엇을 의미하는지 살펴보는 시간이 있을 것입니다. 지금은 단지 술과 약물에 대한 무력함의 인정과 항복을 방해하는 것이 무엇인지 알아차리기만 하세요. 자, 지금부터 시작해 봅시다. 다음의 빈 문장에 대해 떠오르는 생각들을 적어보세요.

- 중독은 회복하려는 나의 노력을 ... 을 통해 방해한다.
- 내 안의 중독자는 ... 을 계획하고 있다.
- 술 마시지 않고(약물을 사용하지 않고) 살아가는 인생을 상상할 때 나는

... 느낌이다.

- 회복에 대해 두려운 점은 ... 이다.
- 재발에 대해 두려운 점은 ... 이다.
- 음주(약물 사용)는 ... 을 표현하는 나만의 방식이었다.
- ... 을 마주하는 것은 나에게 매우 힘든 일이다.
- 내 안의 중독자가 인정하기 싫어하는 한 가지는 ... 이다.
- 내 안의 중독자가 사람들에게 이야기를 한다면 ... 라고 말할 것이다.
- 단주하는 인생은 ... 에 대한 희망을 나에게 줄 것이다.
- 내 안의 중독자가 다른 사람들에게 숨기고 싶은 사실은 ... 이다.
- 나에게 항복이란 ... 이다.
- 술(혹은 약물)에 대한 무력함을 인정한다는 사실은 내게 ... 을 의미한다.
- 술(혹은 약물)에 대한 무력함을 스스로 인정할 때, 내 자신에 대해 떠오르는 생각은 ... 이다.
- 나는 ... 라고 생각하면서 술(혹은 약물)에 무력하지 않다고 자신을 속인다.
- 술(혹은 약물)에 대한 무력함을 드러내는 사건들의 목록을 작성한다면, 나는 ... 이라는 결론을 내리게 될 것이다.
- 나는 ... 이 부끄럽다.

이제 당신이 적은 대답들을 큰 소리로 읽어보세요. 크게 읽을 때, 가끔 기록한 내용과 다르게 들리는 부분이 있을 것입니다. 다음 질문들을 자신에게 던져 보세요.

- 내 반응들에 어떤 주제나 패턴이 있는가?
- 항복을 방해하는 것을 확실하게 지적할 수 있는가?
- 내 반응을 살펴보면서 무엇을 알게 되는가?

답변을 치료자 또는 협심자와 공유하십시오. 치료자나 협심자 앞에서 큰 소리로 답변을 읽어보기 권합니다. 협심자에게 위 세 가지 물음에 대해 질문해보고, 그들의 의견에 경청하세요. 때로는 앎(인식) 자체가 변화를 일으키기 시작합니다.

이 연습으로 항복을 방해하는 것을 찾는데 도움이 되길 바랍니다. 다음으로 할 일은 모임에서 당신의 고민을 다른 사람들과 공유하는 것입니다. 모임 중 의문점이 생길 때마다 그룹 멤버들에게 항복에 대한 토론을 요청하고, 항복이 힘들었던 경험들을 물어보세요. 기회가 된다면 당신의 어려움을 함께 이야기하고 그룹 멤버들에게 그들의 경험과 힘, 희망을 나누어 달라고 요청하세요. 인식을 향상시키는 연습과 딜레마에 대한 열린 토론은 술에 대한 무력함의 수용과 항복에 도움이 될 것입니다.

무지(無知)Ignorance

자기파괴적 혹은 자기패배적 행동의 원인으로 진단하는 두 번째 문제는 무지입니다. 당신은 자신이 무엇을 모르고 있는지 모릅니다. 문제가 무지 때문이라는 사실을 알게 되었다면 이제 해법은 명확합니다. 바로 새로운 지식을 얻는 것입니다. 그러나 협심자나 치료자 혹은 동료 프로그램 멤버들에게 당신의 무지함을 이야기하는 것이 부끄러워 묻지 않는다면, 그렇게 고대하는 지식을 결코 획득할 수 없습니다. 제 편집자자 초등학교 5학년 무렵 선생님께 들었다는 "5분 동안 멍청한 것이 평생 멍청한 것 보다 낫다"는 문장을 저는 사랑합니다.

저는 수치심이란 거짓 자존심의 산물이라고 생각합니다. 우리가 이상적으로 생각하는 이미지대로 살아가지 못한다고 느낄 때 수치심이 일어납니다. 기대에 미치지 못할 때 자신을 경멸하기 시작하고 수치심(자기혐오의 사촌)을 품게 됩니다. 어떤 사람들은 자기혐오의 감정은 매우 강해서 쉽게 드러날 것이라고 생각합니다. 저를 믿어도 좋습니다. 자기혐오는 잘 드러나지 않습니다. 우리는 자기혐오라는 감정에 대해 알기 싫어합니다. 우리 스스로 인식하지 못하게 방해해서 자기혐오의 감정을 방어합니다. 그러나 자세히 살펴보면 자기혐오의 순간을 살아가는 동안 어렴풋이 관찰할 수 있는데, 특히 우스꽝스럽거나 어리석은 결정을 내리거나 혹은 자신이 이상적으로 생각하는 모습이 아니라고 느낄 때 자기혐오의 감정을 인식하게 됩니다. 이 같은 모습을 통해 우리에게 있는 자기혐오의 진정한 힘과 끈질김을 알 수 있습니다.

우리 마음에는 이상적 자기 이미지를 보조하는 자존심 시스템이 발달했습니다. 자존심 시스템은 이상적 이미지가 만드는 기준을 따르라고 명령합니다. 이러한 기준들은 우리 삶에서 반드시 *해야만 하는 것들shoulds*이 됩니다. 우리는 합리적이건 그렇지 않건 상관없이 수많은 기준들에 시달립니다. 거짓 자존심false pride은 이상적인 자기 이미지가 만든 기준에 집착하게 만드는 시스템입니다.

마음을 자세히 관찰해서 거짓 자존심이 배움을 방해하는지 살펴보세요. 거짓 자존심이 성장을 방해한다는 것을 깨닫게 되면, 회복을 가로막는 장벽에 균열이 생기기 시작합니다. 모르는 것은 죄가 아닙니다. 이러한 인식을 통해서 거짓 자존심의 특권을 폐지할 수 있습니다.

한 가지 효과적인 연습은 *해야만 하는 것*들의 목록을 작성해 보는 것입니다. 빈 노트의 맨 위 공란에 "나는 ... 을 해야한다."라고 적어 놓고, 마음속에 떠오르는 모든 반응들을 기록해 보세요. 수없이 많은 해야 할 일에 놀라게 될 것입니다. 당신이 회복을 망쳤던 것은 놀라운 일이 아닙니다. 이렇게 많은 불가능한 의무와 비합리적인 기준을 짊어지고 살아가면서 어떻게 자신의 참 모습을 발견할 수 있었겠습니까?

거짓 자기를 무너뜨리는 또 다른 방법은 AA의 빅북에 소개된 4단계의 도덕적 검토(재고 조사)를 하는 것입니다. 당신의 거짓 자존심에 대해 협심자와 함께 도덕적 검토를 해보면, 거짓 자존심이 얼마나 당신을 구속하고 파괴하는지 정말로 깨닫게 될 것입니다.

이 작업을 하는 동안 자신에게 정직하기를 권장합니다. 왜냐하면 엄격한 정직이야말로 문제의 해결책을 찾는 유일한 방법이기 때문입니다. 4단계를 작업할 때 협심자로 부족하다면 자격을 갖춘 전문가의 도움을 구하세요. 당신이 선택한 치료자와 이 문제에 대해 탐색해 보세요. 치료자가 당신과 작업하는 방식, 당신의 거짓 자존심을 평가하는 방법, 어떻게 거짓 자존심을 다루는지 살펴보세요. 당신이 거짓 자존심을 이해하고 허물기 시작한다면 좋은 치료자를 만난 것입니다.

불합리한 기대와 정서적 의존

저는 우리 모두 자신과 타인에 대한 불합리한 기대를 가지고 있다고 믿습니다. 회복 과정에서 누군가에게 불합리한 요구를 하면 심각한 문제가 발생합니다. 왜냐하면 불합리한 요구는 분노의 불씨가 되기 때문입니다. 분노는 치명적이며 흔히 재발과정의 중요한 요인이 됩니다. 분노를 해결하지 않고 마음에 품는 것은 회복을 무너뜨리는 확실한 한 가지 방법입니다.

자기-인식self-awareness을 키우는 것은 불합리한 기대를 다루는 첫 단계입니다. 나는 합리적인데 다른 사람들은 모두 비합리적이라고 생각하는 자기기만의 영향으로, 종종 우리는 우리가 얼마나 상식에서 벗어나 있는지 인식하지 못합니다.

합리적이라 생각하는 수준을 벗어나 보세요. 불합리한 생각을 과장해보세요. 당신이 할 수 있는 한 다음 질문들에 대해 상식에서 벗어난 비합리적인 대답을 해보세요. 억압하지 말고, 대담하고 황당하게, 그리고 조금은 재미있게 답해 보세요.

- 내가 누군가에게 바라는 점을 있는 그대로 말한다면, 나는 그(또는 그녀)에게 ... 을 요구할 것이다.
- 내 자신에게 터무니없는 행동을 정말 허용한다면, 나는 ... 을 할 것이다.

- 나는 그(또는 그녀)에게 ... 을 요구한다.
- 내 자신에 대한 ... 을 비밀스럽게 느낀다.
- 내 자신에게 기대하는 점은 ... 이다.
- 회복은 반드시 ... 해야 한다.
- 그(또는 그녀)에게 기대하는 바를 솔직하게 말한다면, 나는 ... 라고 말하겠다.
- 회복에서 가장 실망스러운 점은 ... 이다.
- 회복에서 가장 흥미로운 점은 ... 이다.

각 문장에 대해 5가지 이상 반응들을 적었다면, 이를 믿을 수 있는 사람과 공유하십시오. 답변 속에 숨어 있는 요구사항을 찾아보세요. 아마 그것에 놀라게 될 것입니다. 힌트를 준다면 정서적 의존이 어딘가에 분명히 숨어 있을 것입니다.

개인적으로 저의 회복 과정에서 가장 중요했던 순간은 저의 기대 속에 숨어 있던 완벽주의와 정서적 의존을 깨달았던 순간입니다. 저의 기대 속에는 남들이 저에게 어떻게 행동해야 하고, 제 삶이 어떠해야 하는가에 대해 사람, 공간, 물질에 강요했던 요구들이 숨어 있었습니다. 많은 AA프로그램의 작업들과 기나긴 치료시간을 통해 저는 타인을 조종하는 것보다 제 자신을 지키고 보살피는 법을 배웠습니다. 삶에 대해 기대하고 요구하는 것보다 있는 그대로 삶을 수용하려고 노력했습니다. 만약 인생과 대인관계가 잘 풀리지 않는다면, 이러한 문제들이 당신에게 있는지 숙고해보기 바랍니다.

빌 윌슨Bill Wilson이 그랬던 것처럼, 회복 과정에서 우울과 불안에 시달리고 있는 사람들은 정서적 의존을 해결하지 못한 것입니다. 그들은 여전히 완벽한 사랑, 완벽한 안전, 완벽한 성공을 찾고자 노력하고 있고, 일단 이것이 갖추어지면 문제는 사라지리라 믿습니다. 천만에 말씀입니다! *당신의 문제를 사라지게 하는 것은 당신이 무엇을 소유하느냐가 아니라, 당신이 어떤 사람인가에 달려있습니다.* 즉 우리의 감정, 대인관계, 자신에 대한 느낌을 어떻게 다루는가에 따라서 우리는 피부로 느끼는 평온함을 발견하게 될 것입니다. 요점은 우리를 돌보도록 타인을 조종하는 대신, 자신을 스스로 돌보는 방법을 배워야 한다는 것입니다. 우리는 대개 본인에게 필요한 것을 얻기 위해 스스로 행동하고 책임을 지기보다, 남을 조종해서 필요한 것을 구하는데 훨씬 더 능숙합니다. 하지만 그렇다고 해서 우리가 자신을 돌보는 방법을 배울 수 없다는 뜻이 아닙니다. 동료들의 도움이나, 필요하다면 능력 있는 치료자의 도움으로 우리는 자신을 돌보는 방법을 배울 수 있습니다.

자기소멸과 자기혐오

자기소멸과 자기혐오의 치료는 자신과의 완전하고 완벽한 화해를 기반으로 합니다. 자기연민Self-compassion은 자기혐오를 치료합니다. 자신에 대한 연민의 태도를 발달시키게 되면 자기혐오의 영향을 뒤집을 수 있습니다. 많은 사람들이 자기연민을 이기심이나 방종과 혼동합니다. 그러나 둘 다 아닙니다. 「절망이 아닌 선택(Compassion and Self-hate)」에서 디오도어 루빈Theodore Isaac Rubin의 정의를 참고하면 자기연민의 개념을 온전히 이해하는

데 도움이 됩니다.

> 자기연민은 진정한 자기의 이익에 기여하는 모든 생각, 감정, 기분, 통찰 및 행동이다. 여기에는 진정한 자기를 보호하고, 유지하며, 확장시키는 기능 및 자기혐오를 줄이고 와해시키는 기능, 그리고 자기수용을 증대시키는 모든 기능들이 포함된다.

회복은 분명히 자기연민의 행동입니다. 맑은 정신으로 단주를 유지하는 과정은 진정한 자기true self를 회복하도록 도와줍니다. 12단계를 실천하면 거짓 자기false self를 무너뜨리고 진정한 자기를 발견하는 과정을 시작하게 됩니다. 잃어버렸던 우리의 중요한 부분과 다시 연결하게 되는 것입니다.

우리가 부모, 배우자, 친척, 동료, 고용주, 낯선 사람들, 그 외 타인들과 적절한 거리를 둘 때, 우리의 진정한 자기를 존중하는 것입니다. 자기혐오를 알아차리고 여기에 도전할 때, 진정한 자기의 이익에 기여하는 것입니다. 도움을 요청하고 치료자를 구할 때, 진정한 자기의 이익을 위해 행동하는 것입니다. 12단계를 실천할 때, 진정한 자기의 이익을 위해 실천하는 것입니다. 불합리한 기대에 도전해서 이를 차단할 때, 진정한 자기의 이익에 기여하는 것입니다. 정서적 의존을 직면해서 자신의 두 발로 당당히 자립하여 자신을 돌볼 때, 진정한 자기의 이익에 기여하는 것입니다.

루빈 박사는 자기혐오를 다루기 위한 네 단계를 다음과 같이 제시했습니다.

1. 자기혐오의 직-간접적 증상을 인식하기
2. 자기혐오를 키우는 특별한 상태special status에 항복하기
3. 자기혐오를 차단 또는 도전하기
4. 자기혐오를 자기연민으로 바꾸기

여러 차례 강조했듯이 앎(인식)은 변화를 시작합니다. 자기혐오의 증상을 인식할 수 있는 몇 가지 빈 문장들을 아래에 제시했는데, 스스로 문장을 완성해 보기를 제안합니다.

- 내 자신에 대한 혐오심을 ... 통해 알 수 있다.
- 내 자신의 ... 이 실망스럽다.
- 나는 절대로 ... 하지 않기를 바란다.
- 내 자신을 더 마음에 들게 하는 점은 ... 이다.
- 자신을 혐오하는 마음을 멈춘다면, 나는 ... 을 할 수 있을 것이다.
- 때로는 내가 ... 한다면 내 삶이 어떨지 궁금하다.
- 나의 ... 을 결코 용서할 수 없다.

자기혐오를 인식한 다음 루빈 박사가 제안한 두 번째 단계는 우리의 특별한 상태에 항복하는 것입니다. 많은 환자들이 여기서 혼란스러워 하는데, 특별한 상태의 의미를 잘 모르기 때문입니다. *특별한 상태special status*란 완벽한 사람이 되려고 마음먹는 것과 같은 자신을 향한 어떤 특별한 태도를 말합

니다. 우리의 특별한 상태에 항복한다는 말은 '완벽할 수 있다'는 생각을 포기한다는 의미입니다. 즉, 완벽하고자 하는 마음을 내려놓고 '완벽' 보다는 '발전'이라는 좀 더 현실적인 목표를 추구하는 것입니다.

존을 예로 들어보겠습니다. 자기혐오를 다루면서 존은 자신에게 결핍에 대한 혐오심이 있다는 것을 깨달았습니다. 그는 사람은 무릇 부족함이 없어야 한다는 믿음을 가지고 성장했습니다. 따라서 존은 개인적으로 경험하는 모든 필요와 욕구를 부정하거나 타인에게 투사하였습니다. 그는 이런 감정들이 부끄러웠고 따라서 이 감정을 부인하기 위해 많은 노력을 기울였습니다. 그는 회복 과정을 거치며 개인적 필요와 욕구를 가지는 것이 인간적인 모습이라는 것을 깨달았습니다. 그는 특별한 상태에 항복했고, 자신을 좀 더 연민의 마음으로 바라보게 되었습니다.

특별한 상태는 또한 다른 사람들이 당신을 대우해 주기 바라는 기대와 관련이 있습니다. 저는 제가 남을 존중하는 것보다, 남이 제 감정을 더 많이 존중해 주기 바란다는 사실을 깨달았던 강렬한 순간을 결코 잊지 못합니다. 이런 태도가 명백히 드러났던 상황은 제 첫 결혼 생활이었습니다. 저는 항상 아이를 원했습니다. 부친과의 관계가 굉장히 좋았기에 저 역시 아버지가 되고 싶은 마음이 간절했습니다. 그러나 첫 아내였던 데니스Denise에게 부모가 되고 싶은 제 감정을 표현하지 않았고, 또 그녀가 부모역할에 대해 어떻게 생각하는지 물어보지도 않았습니다. 저는 그녀를 사랑했고, 사랑이 모든 문제를 해결해 주리라 믿었습니다. 그러나 믿음과 현실은 다르더군요!

우리의 사랑은 진실하고 깊었지만 부모 역할에 대한 의견차는 현실적인 문제였습니다. 그녀는 아이를 가지는 것에 전혀 관심이 없었습니다. 그녀는 일과 자유를 원했고, 그녀가 그리는 결혼 생활에 아이는 없었습니다. 지금에 와서 되돌아보면, 저는 부모 역할을 바라지 않는 그녀의 입장을 감지하고 있었지만 진실을 마주하기 싫었습니다. 왜냐하면 그것은 곧 우리 결혼의 종말을 의미했기 때문입니다. 저는 그녀와 헤어지기 싫었습니다. 저는 그녀를 깊이 사랑했고, 동시에 아버지가 되고 싶었습니다. 우리는 입양에 대해서도 상의했지만 그녀는 거부했습니다. 그녀는 단순히 자녀 양육에 반대하는 것이 아니라, 어떤 형태든지 엄마가 되는 것을 원치 않았습니다.

저는 원하는 것을 얻기 위해 그녀를 조종하기 시작했습니다. 제 감정을 존중해 달라고 압박했습니다. 아이를 낳고 기르는 것은 '정상적인' 일이라고 주장했고, 이 주장은 그녀가 취하는 입장으로 그녀가 비정상이라는 의미를 내포하고 있었습니다. 그런 실례를 범하다니 저는 정말 비열했습니다! 그녀가 제 압박에 굴복할 때 어떤 일이 일어날지 한 번도 생각해보지 않고 이기심에 눈이 멀었습니다. 엄마가 되기를 원하지 않는 여성과의 사이에서 제가 정말 아이를 가지고 싶을까요? 당연히 그렇지 않습니다. 그러나 그 당시 저는 너무나도 미숙한 나머지 이것을 고려하지 못했습니다.

제가 원하는 것을 그녀가 주지 않자 저는 화가 났습니다. 이것이 저의 '특별한 상태'가 보이는 증상이었습니다. 제 자신을 스스로 존중하는 것보다 그리고 그녀의 감정을 제가 존중해주는 것보다, 데니스가 저의 욕구를 더 존중해 주기 원했습니다. 결혼 생활을 끝내기 싫었고 여러 방면에서 다가올 고통과 불안을 마주하기 싫었습니다. 저는 겁쟁이였고, 겁쟁이라는 사실 또한 직면하기 싫었습니다. 저의 '특별한 상태'는 그녀에게 저를 사랑한다면 저의 행복을 위해 그녀의 감정을 희생할 것을 요구했습니다. 이러한 특별한 상태에 항복하는 일은 자기혐오를 넘어 성장으로 향하는 중요한 단계였습니다. 저의 불합리한 요구에 데니스가 반응을 보이지 않자 저는 그녀를 비난하며 모욕감을 주었습니다. 또한 제가 훌륭하고 더 나은 연인, 배우자, 인격자가 아니기 때문에 그녀가 제 감정을 존중하지 않는 것이라고 왜곡되게 판단하며, 비난과 모욕의 방향을 제게 돌려 자신을 증오하기 시작했습니다. 한 쪽 신발에 묻은 오물을 닦지 않고, 그 신발을 반대편 발로 옮겨 신는다는 격언이 떠오릅니다.

이 이야기는 제 자신과 타인에게 부과했던 지나친 요구와 터무니없는 주장의 일면에 지나지 않습니다. 여전히 저에게는 이 같은 타인들이 많이 존재하며, 그렇기에 정기적으로 특별한 상태를 알아차리고 도전해야 합니다. 「빅북」 58쪽[1]의 "우리 중 어떤 사람들은 낡은 관념을 지속하여 왔지만, 이것을 완전히 버리기 전까지는 아무런 결과가 없었다."는 글귀를 통해 저는 건강한 관점을 획득하고 유지하는 데 큰 도움을 받았습니다. 아직 저에게는 버리고자 노력하는 낡은 관념들이 많이 있고, 이것이 회복을 계속해서 진행하는 과정이라 말하는 이유 가운데 하나입니다.

세 번째 단계는 자기혐오를 차단하고 여기에 도전하는 것입니다. 그러기 위해서는 먼저 자기혐오의 목소리를 알아차려야 합니다. 앞서 소개한 155쪽의 연습들이 자기혐오의 목소리를 알아차리는 데 도움을 줄 것입니다. 다음

1) 역주: 「익명의 알코올중독자들」, 한글 2판 77쪽, 한글 3판 58쪽

에 소개할 연습은 이러한 지식을 확장합니다.

프라이버시가 보장되는 방을 찾아보고, 의자를 두 개 가져다 놓으세요. 60cm 정도 의자를 떨어뜨려서 마주 보게 놓으세요. 당신은 두 의자 사이를 왔다 갔다 해야 합니다. 의자 중 하나는 자기혐오를 의미합니다. 다른 의자는 자기혐오에 반대하는 당신의 일부 혹은 혐오감이 타겟으로 삼고 있는 부분을 의미합니다. 한 쪽을 선택해서 그 입장에서 말하기 시작합니다. 예를 들어 자기혐오의 의자에서 시작한다면 다음과 같이 말할 수 있습니다. "직장 상사에게 휘둘리는 너에게 참을 수 없어. 넌 항상 상사가 함부로 대하도록 내버려 두고 있어. 겁쟁이처럼 행동하기만 하면 결코 상사에게 존중 받지 못해. 정신 차려!" 이제 자리를 바꾸어서 다른 의자에서 대답합니다. "직장을 잃을까 두렵기 때문에 내 생각을 강하게 주장할 수가 없어. 네 말만 듣는다면 직장을 유지할 수 없어." 다시 자리를 바꾸어 자기혐오의 입장에서 대화를 계속합니다. 자기혐오의 의자에서는 아마 이런 말을 할 것입니다. "너는 언제나 겁쟁이야. 그건 남에게 휘둘리는 것에 대한 변병일 뿐이야. 네 변명에 신물이 나." 이에 대한 반대편 입장에서의 대답은 "너와 논쟁하는 것에 지쳐. 내가 무엇을 하건, 어떤 이유를 말하건 너는 절대 만족할 줄 몰라. 내가 한 일에 대해 왜 그렇게 했는지 더 이상 너에게 설명하지 않겠어. 네가 하는 말이 가치 있는지 경청하겠지만 무비판적으로 네 말을 받아들이지 않겠어."

위의 가공의 대화에서 자기혐오를 몰아내는 과정을 볼 수 있습니다. 해법은 자기혐오의 힘을 약화시키고 동시에 그 쪽에서 오는 가치 있는 주장에 대해서는 개방된 태도를 보이는 것입니다. 귀한 보물을 쓰레기 뭉치와 같이 버리고 싶지 않을 겁니다. 당신 자신과 화해하기 위해서는 자기혐오에게 부여했던 권한을 박탈해야 합니다. 하지만 자기혐오의 마음이 인생에 전혀 도움이 안 된다는 의미는 아닙니다. 어떤 경우에는 자기혐오가 도움이 되기도 합니다. 그러므로 자기혐오를 약화시키되 제거하지는 마세요. “자기혐오가 어떻게 도움이 됩니까?”하며 궁금해 하는 사람도 있을 겁니다. 질문에 대한 제 답변은 거짓 자기false self와 진실한 자기true self는 서로 얽혀있다는 것입니다. 더 나은 사람이 되고자 노력하는 당신의 일부는 자기혐오의 마음 안에서도 존재합니다. 그래서 자기혐오의 일부와 소통을 유지하는 것은 가치 있는 일입니다.

이 훈련을 하는 중에 “나를 좀 괴롭히지 말아 줄래?”와 같은 질문은 피하고, 대신 “나를 괴롭히지 마”라고 단정적으로 말하십시오. 질문은 대화를 진척시키지 않습니다. 질문은 당신의 진짜 느낌을 숨깁니다. 그러므로 숨기지 말고, 하고 싶은 말을 하세요. 무슨 말을 할지 모르겠으면 모르겠다고 말하면 됩니다. 그 순간에 떠오르는 생각은 무엇이든지 말해 보세요. 예를 들어 자기혐오의 의자에서 반대 의자로 막 앉은 사람이 다음과 같이 말할 수도 있습니다. “너에게 지금 무슨 말을 해야 할지 모르겠어. 할 말을 잃어버린 것 같아.” 이것이 당신의 느낌이라면, 그 느낌 속에 머무르세요. 현재 감정 속에 머물며 일어나는 바를 관찰하세요. 곤란한 경험들을 통해 누적된 에너지가 폭발해서 변화를 만들어낼 것입니다.

이 훈련을 하는 동안 제가 환자에게 가르치는 다른 유용한 방법은 무엇이든 과장해서 해보라는 것입니다. 예를 들어 자기혐오의 말에 아무것도 떠오르지 않을 때, 무반응을 과장해 볼 수 있습니다. "나는 절대 네 말에 대꾸하지 않을 거야. 너 때문에 시간을 낭비하고 싶지 않아. 너에게 믿음을 가지거나, 다시 나를 무너뜨릴 기회를 주는 것보다 아무 말도 하지 않는 것이 나아." 이런 선언은 침묵의 실제 의미를 밝히는 데 도움이 될 것입니다. 침묵하는 동안 소통이 일어나지 않는다는 것은 잘못된 미신에 불과합니다. 우리는 항상 우리 자신과 그리고 타인과 소통하고 있습니다. 단지 우리가 하는 행동의 의미를 모를 뿐입니다. 우리의 행동이 의미하는 암호를 푸는 열쇠가 없기 때문에 우리는 행동의 의미를 해석할 줄 모릅니다. 이 연습을 하는 동안 과장되고, 지나치게 반응하도록 자신을 허용하면 숨겨진 암호를 풀 수 있습니다.

내면에서 일어나는 일을 이해하는데 도움이 되는 다른 방법은 소리를 내보는 것입니다. 단어 대신 소리를 사용해서 소통해 보세요. 끙끙거리든, 으르렁거리든 당신을 향해 어떤 소리가 나오든지 표현해보고, 소리가 나는 곳을 향해 가보세요. 이 연습은 당신이 어디에 있는지 아는 데 도움이 됩니다. 연습의 목적은 당신에게 있는 자기혐오를 인식하고, 그것이 당신 삶에서 어떤 증상으로 나타나는가 알아보는 것입니다. 당신의 내적 경험에 집중하세요. 왜냐하면 이런 단서들은 자기혐오가 당신을 괴롭힐 때 당신의 느낌을 알게 도와줍니다.

자기혐오에게 그만두라고 말하세요. 당신 안의 자기혐오에게 더 이상 어리석은 기대와 혹독한 비판을 믿지 않겠다고 알려주세요. 나는 실수를 하기는 했지만, 나라는 존재가 실수는 아니라고 말해 주세요. "나를 괴롭히지 말고 그만 내버려 둬!"라고 소리쳐 보세요. "더 이상 니가 나를 비난하고 내 삶을 조종하도록 허락하지 않겠어. 너의 지배는 끝났어"라고 선언하세요.

당신의 자기혐오를 차단하고, 자기혐오에 도전하는 것이 이 단계의 목적임을 기억하십시오. *나를 괴롭히는 것을 그만두고 내 편이 되는 것은 회복을 위한 필수 요건입니다.* 자신을 돕기 위해서는 자기혐오를 막고 도전해야 합니다. 이 단계를 완수하면 자기혐오를 멈출 수 있게 되고, 자기에 대한 혐오를 자기에 대한 연민으로 바꿀 수 있습니다. 마지막 단계는 나를 향한 연민의 태도를 키우는 것입니다.

마지막 단계에서 어려움을 겪는 사람에게 저는 다음과 같은 충고를 합니다. 자신을 어린 아이 혹은 소중한 친구라고 생각하세요. 종종 우리는 자신보다 아이나 친구에게 훨씬 더 연민의 마음을 가집니다. 과거에 저는 심한 정서적 고통을 겪는 여성을 치료한 적이 있습니다. 그녀는 자신의 육체적 질병을 견디지 못했습니다. 그녀는 희귀한 소화기 질환을 앓았는데, 치료를 위해 인공항문을 만들고 복부에 대변을 모으는 봉투를 착용해야 했습니다. 그녀는 이런 현실이 몹시 괴로웠습니다. 부끄럽고 당황스러웠으며 신체적 질병에 걸린 자신을 증오했습니다. 저는 그녀가 자신을 강하게 증오하고 거부한다는 것을 인식하게 도왔습니다. 그녀가 조금씩 이러한 문제를 인식하기 시작하자, 저는 자기혐오를 멈추는 방법을 배우게 도와주었습니다. 치료 반응은 좋았습니다. 어느 날 치료 시간에 우리는 함께 의자 훈련을 하고 있었는데, 그녀는 신체적 질병으로 고통 받고 있는 자신에게 연민의 감정으로 반응하기 시작했습니다. 저는 비슷한 상황에서 고통 받고 있는 어린 소녀에게 이야기하는 상상을 요청했습니다. 이 작업은 그녀의 닫혔던 마음을 열어서 연민의 마음이 밀물처럼 밀려들게 했고, 드디어 그녀는 자신과 새로운 관계를 맺게 되었습니다. 그녀가 외친 첫 말은 "이것은 네 잘못이 아니야"였습니다. 그리고 울음을 터트렸습니다.

삶은 쉽지 않습니다. 실망하고 실패를 경험할 때, "당연해"라는 태도는 가장 훌륭한 대응입니다. 이 방법은 매우 유용하고, 삶의 혹독함을 완화시켜 줄 수 있습니다. 몇 가지 예를 들어 보겠습니다.

- 아내와의 관계에서 문제가 있는 것은 당연하다. 나는 아내의 감정에 관계없이 내 마음의 평정을 유지하는 방법을 아직 배우는 중이다. 아내의 변덕스러운 요구를 내가 모두 만족시킬 수 없다는 사실을 기억해야 한다.
- 테니스 시합에서 진 것은 당연하다. 그런 기술을 가진 상대와 시합하는 것이 익숙하지 않았다. 그러나 이번 시합으로 내 경기력은 향상될 것이고, 다음에 비슷한 상대를 시합에서 만나면 지금보다 더 잘할 것이다.
- 프로젝트를 제시간에 끝내지 못한 것은 당연하다. 프로젝트와 함께 기타 업무를 함께 처리할 수 있다고 내 능력을 과대평가했다. 나는 좀 더 현실성을 갖추고, 나의 한계를 인정하는 방법을 배울 것이다.
- 4단계를 작성하는 것은 당연히 힘들다. 이것은 매우 고통스러운 경험이다. 마주하고 싶지 않은 수많은 나의 결점을 바라보는 것은 괴롭기 때문이다. 이 단계를 수행하면서 나에게 좀 더 연민의 마음을 가지게 될 것이다.

"당연해"는 일종의 술책처럼 보입니다. 사실이 그렇습니다. 이 술책은 우리가 좀 더 건강한 관점을 가질 수 있게 고안되었습니다. 삶은 쉽지 않습니다. 이것은 우리가 아직도 인정하기 싫어하는 인생의 기본 전제입니다. 삶의 어려움을 수용하면 어떤 일이 일어나더라도 괜찮은데, 왜냐하면 삶은 본래 그렇기 때문입니다. 삶이란 어렵기에, 당연히 우리는 문제를 가지고 있는 것입니다.

우리가 완벽하지 않다는 사실을 기억하는 것도 도움이 됩니다. 우리는 완벽하지 않은 인간이거나, 아니면 완벽하게 불완전한 인간입니다. 우리는 진정한 정서적 단주emotional sobriety를 성취하기 위해 최선을 다하는 동시에 특별한 상태에 항복하고 이를 수용과 연민의 마음으로 바꾸어야 하며, 인간다움의 진실한 상태를 받아들여야 합니다.

저는 더 나은 사람이 되는 노력을 회피하는 구실을 제공하려는 것이 아닙니다. 실수를 통한 배움으로 더욱 정서적으로 성장할 수 있다는 관점을 강조하고 싶습니다. 알코올중독자와 그 외 모든 중독자들은 경험에서 배우지 못하는데, 저는 자기혐오가 그 원인이라고 믿습니다. 자기혐오 때문에 우리는 자신을 괴롭히느라 너무 바쁜 나머지 진실을 탐구하지 못하며 그래서 경험에서 배우지 못합니다.

이 책에서 조금이라도 유용한 정보와 가치 있는 생각을 발견해서 당신의 회복에 도움이 되기를 진심으로 바랍니다. 당신이 걸어가는 회복의 여정을 응원합니다. 기억하세요. 삶은 어렵습니다. 이것이 기본입니다. 회복은 삶을 오히려 더 힘들게 만듭니다. 회복하는 과정에서 당신은 인간 존재의 본질적 조건을 다루어야 하며, 또한 삶을 제자리로 되돌리기 위해 수많은 난관을 헤쳐 나가야 합니다. 그러므로 잠시 쉬면서 자기혐오를 멈추고, 자신과 타인을 향해 어떻게 연민의 마음을 가지는지 배우십시오. 지금까지 언급했던 자기 파괴적 행동으로 어려움을 겪고 있다면 도움을 구하십시오. *나를 괴롭히는 것을 그만두고, 내 편이 되는 방법을 배우십시오. 희망은 존재합니다. 기적은 가까운 곳에서 언제나 당신을 기다리고 있습니다.*

참고문헌

Alcoholics Anonymous. 4th ed. New York: Alcoholic Anonymous World Services, 2001

Berger, A. How to Get the Most Out of Group Therapy. Rev. ed. Center City, MN: Hazelden, 2007

________. *The Therapeutic Value of the 12 Steps.* Pamphlet available at www. abphd. com

Berger, A., with M. Palmer. *Love Secrets Revealed: What Happy Couples Know about Having Great Sex, Deep Intimacy, and a Lasting Connection.* Deerfield Beach, FL: Health Communication, 2006.

Fromm, E. *The Anatomy of Human Destructiveness.* New York: Holt, Rinehart and Winstion, 1973.

Honey, K. *Neurosis and Human Growth: The struggle toward Self-Realization.* New York: Norton, 1950.

Larsen, E. *Stage II Recovery: Life Beyond Addiction.* Minneapolis, MN: Winston Press, 1985

London, E.D., N.G. Cascella, D.F. Wong, R.L. Phillips, R.F. Dannals, J.M. Links, R. Herning, R. Grayson, J.H. Jaffe, and H.N. Wagner Jr. "Cocaine-Induced Reduction of Glucose Utilization in Human Brain: A Study Using Positron Emission Tomography and [Fluorine 18]-Fluorodeoxyglucose." *Archives of General Psychiatry* 47, no. 6(June 1990): 567-74

Rubin, T.I. *Compassion and Self-Hate: An Altanative to Despair.* New York: D. Mckay Co., 1975.

Schnarch, D. *Passionate Marriage: Love, Sex, and Intimacy in Emotionally Commited Relationships.* New York: W.W. Norton, 1997.

Tiebout, H. *Harry Tiebout: The Collected Writings.* Center City, MN: Hazelden, 1999

저자에 대해

알렌 버그 박사는 개인 진료소를 개업하고 있다. 그는 건강한 관계를 맺는 방법에 대해 소개한 「Love Secrets Revealed」의 저자이다. 버그 박사는 지난 36년 동안 그 자신이 회복의 길을 걸어가며, 수많은 남녀에게 광기와 중독으로부터 벗어나 새로운 인생을 찾는 방법을 도와주고 있다. 버그 박사의 작업은 www.abphd.com에서 더 자세히 알 수 있다.

역자 소개

전형곤

- 정신건강의학과 전문의
- 동아대학교 의과대학 졸업 및 동아대학교병원 정신과 수련
- 김해 한사랑병원 중독연구소 소장
- 한국중독정신의학회 평생회원

회복을 방해하는 12가지 어리석음

12 Stupid Things That Mess Up Recovery

중독의 재발을 막기 위한 정확한 자기인식과 올바른 대처법

초판인쇄일	2018년 10월 24일
초판발행일	2018년 10월 31일
지 은 이	Allen Berger, Ph.D.
옮 긴 이	한사랑병원 중독연구소 전형곤
펴 낸 이	소 정 영
펴 낸 곳	韓하나醫學社
출판등록	제25100-2013-000061호(1988. 4. 1)
주 소	서울특별시 서대문구 거북골로 7-7 하나빌딩 1층
전화번호	02)730-2555, 2556
팩 스	02)730-2557
홈페이지	www.hanampc.co.kr
이 메 일	hanampc1@naver.com

정가 10,000원

■ 역자와의 합의로 인지 생략

■ 잘못된 책은 구입처에서 교환해드립니다.

ISBN 979-11-85696-62-1 93510